Irmey, Jordan, Norton

110 wirksame Behandlungsmöglichkeiten bei Krebs

Dr. med. György Irmey
Dr. phil. Anna-Luise Jordan
Robert Norton

110 wirksame Behandlungs-
möglichkeiten bei Krebs

- Gezielte Information:
  Die wichtigsten Methoden
  und unterstützenden Maßnahmen

- Schulmedizin und sinnvolle
  Alternativen besser verstehen

- So finden Sie Ihre persönlichen
  Heilungswege

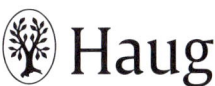

Die Deutsche Bibliothek – CIP-Einheitsaufnahme

Ein Titeldatensatz für diese Publikation ist bei Der Deutschen Bibliothek
erhältlich.

© 2001 Karl F. Haug Verlag in MVH Medizinverlage GmbH & Co. KG,
Fritz-Frey-Straße 21, 69121 Heidelberg

Haug Sachbuch:
Büro Stuttgart, Steiermärker Straße 3–5, 70469 Stuttgart

Lektorat: Dr. Elvira Weißmann-Orzlowski
Umschlagfoto: Tony Stone (vorn), PhotoDisc (hinten)
Umschlaggestaltung: WSP-Design, Heidelberg
Satz: IPa, 71665 Vaihingen/Enz
Druck und Verarbeitung: Wilhelm Röck, Weinsberg
ISBN 3-8304-2044-7   1 2 3 4 5

Inhalt

Vorwort und Hinweise zum Gebrauch dieses Buches

Trotz vielfältiger Behandlungsmöglichkeiten hat die Erkrankung Krebs bisher nicht an Schrecken verloren. Einerseits nimmt die Zahl der Krebskranken anscheinend zu, andererseits sind immer wieder Aufsehen erregende Pressemeldungen über therapeutische Fortschritte zu lesen – doch ein wirklicher Durchbruch ist augenblicklich nicht in Sicht. Dennoch:

Für den einzelnen betroffenen Krebskranken kann es Hilfe geben, auch wenn die Situation ausweglos erscheint. Auch bei fortgeschrittenen Krankheitsbildern kann die Lebensqualität verbessert werden, obwohl Ärzte scheinbar keinen Rat mehr wissen.

Langsam setzt sich bei Ärzten und Patienten eine wesentliche Erkenntnis durch: die örtliche Therapie des Krebsgeschehens allein reicht nicht aus – die Behandlung des ganzen Menschen als körperliche, seelische und geistige Einheit muss der Weg zur Lösung des Krebsproblems sein.

Das vorliegende Buch ist kein Rezeptbuch. Auch wenn sich die Autoren bemüht haben, gezielte und aktuelle Informationen aus konventioneller und unkonventioneller Medizin umfassend zusammenzutragen, kann dieses Buch nicht vollständig sein. Unser Ziel ist es, kurz und bündig eine große Vielfalt therapeutischer und unterstützender Maßnahmen darzustellen, um möglichst vielen Krebskranken neue Perspektiven und neue Motivation im Umgang mit ihrer schweren Erkrankung zu vermitteln.

Meinen besonderen Dank möchte ich folgenden Therapeuten und Patienten aussprechen, die durch ihren Beitrag zu einem Kapitel oder durch ihre Ideen und Freundschaft dieses Buch wesentlich beeinflusst haben: Elisabeth Lückheide, Eva-Maria Sanders, Carl Simonton, Dietrich Beyersdorff, Alice Rieder, Ulrike und Reimar Banis, Gabriele Weck, Harald Wiesendanger, Eberhard Rau, Helmut Sauer, Sabine und Andreas Wacker, Ilse Weber, Alexander Wunsch, Volker zur Linden wie auch allen Vorstands- und Beiratsmitgliedern der Gesellschaft für biologische Krebsabwehr e.V. Danken möchte ich meiner Familie, die viele Wochenenden, Feiertage und Abende dem Buch zuliebe auf den Vater verzichten mußten, und ohne deren entgegenkommendes Verständnis dieses Werk nicht hätte entstehen können. Vor allem bin ich den vielen Krebskranken dankbar, die ich in den vergangenen fünfzehn Jahren begleitet habe, und die mir immer wieder gezeigt haben, dass auch bei schlechter Prognose ein konstruktiver Umgang mit der Erkrankung Krebs möglich ist.

Die einführenden Kapitel **„Grundsätzliches im Umgang mit Krebs"** sollten Sie unbedingt lesen, bevor Sie an einzelne weitere Kapitel dieses Buches herangehen. Sie sind die Basis für das weitere Verständnis und die Intentionen dieses Buches.

Bei den weiteren Kapiteln lesen Sie nach, welches Thema Sie augenblicklich in Abhängigkeit von Ihrem Krankheitsstadium interessiert. Bedenken Sie, dass nicht jedes Thema für Sie relevant ist. Da die Informationen pro Kapitel sehr komprimiert sind, sollten Sie lieber manch ein Kapitel zweimal lesen, bevor Sie weitergehen.

So wie in Ihren Gesprächen mit den behandelnden Ärzten werden Sie durchaus sehr vielfältige, aber für Sie manchmal auch widersprüchliche Informationen finden. **Gute Informationen** und **Gespräche** können helfen, Widersprüche leichter aufzulösen und gezielter nachzufragen.

Am Ende der meisten Kapitel ist zur weiteren Vertiefung des Themas eine Buchempfehlung, eine Verbandsadresse, oder eine Internetadresse genannt. Die Verbände können beispielsweise qualifizierte Therapeuten für Akupunktur, Lymphdrainage oder Reflexzonenarbeit benennen.

Broschüren oder **Informationsblätter**, auf die in diesen Kästen verwiesen wird, können im Allgemeinen kostenlos bei den genannten Organisationen bezogen werden. Die detaillierten Adressen der häufiger genannten Organisationen finden Sie im Anhang.

Auf einzelne Krebsarten wird zwar nicht getrennt eingegangen, sie sind aber anhand des Stichwortregisters auffindbar.

Mit den Worten meines Kollegen Volker zur Linden wünsche ich Ihnen von Herzen, dass Sie **Ihren Heilungsweg** finden und dieses Buch Ihnen dabei eine Hilfe ist: „Es gibt für jeden einzelnen Kranken einen Weg, nämlich seinen Weg, die Aufgaben zu bewältigen, die ihm durch seine Erkrankung gestellt werden. Es ist uns nur das Bewusstsein dafür verloren gegangen, dass leben heißt: diesen einen bestimmten eigenen Weg zu finden und zu gehen."

Dr. med. György Irmey

Grundsätzliches im Umgang mit Krebs

Ich habe Krebs! Was tun?

Die Diagnose Krebs ist für jeden Betroffenen ein schwerer Schock. Das ist ganz verständlich – rührt doch die Diagnose Fragen auf, die man sich vorher nicht gestellt hat oder mit denen man bis zu diesem Zeitpunkt nicht in Berührung kam. Warum gerade ich? Welche Therapien muss ich über mich ergehen lassen? Wie soll ich mein Leben weiterführen? Will oder muss ich meinen Alltag verändern? Kann ich geheilt werden? Muss ich schlimme Schmerzen ertragen? Wie kann ich möglichst schnell und gezielt Informationen über meine Erkrankung bekommen, damit ich für mich die richtigen Entscheidungen fällen kann? Wie soll ich Ratschläge, die mir mein Arzt gibt, bewerten?

Dies sind nur einige der vielen Fragen, die diese Erkrankung mit Sicherheit in Ihnen aufwirft.

 Damit die Gedanken aber nicht immer nur kreisen und Ihnen unnötig Energie rauben, beginnen Sie gleich damit alle Fragen aufzuschreiben, die Sie ganz persönlich betreffen. So haben Sie eine Möglichkeit augenblicklich Wichtiges von Unwichtigem zu trennen.

Überlegen Sie zunächst für sich diese Fragen und gehen Sie die Fragen dann mit einer Ihnen nahe stehenden Vertrauensperson durch. So gewinnen Sie eine Basis für Ihr weiteres Vorgehen. Auch wenn es schwer fällt: Sprechen Sie über Ihre Krankheit und ihre Gefühle! Nur indem Sie ihre Probleme beim Namen nennen, schaffen Sie die Voraussetzung dafür, verstanden zu werden und Verständnis zu erlangen.

Die dringlichsten Fragen zur Krankheit und Therapie haben Sie sicher mit Ihrem Arzt bzw. den behandelnden Ärzten oder Therapeuten zu besprechen. Um auf dieses Gespräch vorbereitet zu sein, ist es wichtig, die Fragen schon vor dem Arztbesuch in der Familie oder mit Freunden zu ordnen. Bevor Sie vielleicht ein Behandlungsschema resignierend über sich ergehen lassen oder in die Mühlen der klinischen Medizin gelangen, sollten Sie sich möglichst vielseitig informieren.

Durch Bücher, Beratungsstellen und das Medium Internet (⇨ 185) kommen Sie ohne Zweifel innerhalb kürzester Zeit an sehr viele Informationen.

Hier gilt es zu sortieren und auszuwählen, was abhängig vom Stadium

Ihrer Erkrankung im Augenblick notwendig und hilfreich ist. Es ist ein Unterschied, ob Sie das erste Mal in Ihrem Leben mit dieser Erkrankung zu tun haben oder ob Sie erst nach einer klinischen Therapie erkennen, was diese Erkrankung bedeutet.

Lesen Sie Bücher über die Lebenswege anderer Krebskranker, die Ihnen zeigen, dass trotz großer Not unerwartet Hilfe möglich ist. Auch in scheinbar aussichtslosen Situationen können sich konstruktive Lösungsmöglichkeiten auftun. Lassen Sie sich durch ungewöhnliche Krankheitsverläufe nicht unter Druck setzen, weil Sie meinen, dass Sie diese ungewöhnlichen Krankheitsverläufe kopieren müssten. Wichtig ist es, dass Sie Ihren eigenen Weg finden.

 Fast jeder zweite Krebskranke kann heute geheilt werden. Sie können selbst sehr viel zu Ihrer Heilung beitragen. Stecken Sie den Kopf nicht in den Sand, auch wenn Ihnen danach zumute ist, sondern suchen nach Auswegen.

Stecken Sie den Kopf nicht in den Sand, auch wenn Ihnen danach zumute ist. Suchen Sie nach Auswegen. Trotz widersprüchlicher Aussagen sind sowohl mittels der konventionellen Medizin als auch durch biologisch ganzheitliche Therapieansätze Fortschritte bei der Behandlung von Krebserkrankungen erzielt worden und die Heilungschancen durchaus gestiegen.

Es gibt leider keine Patentrezepte. Wenn es auch für viele Krebsarten in der konventionellen Medizin Therapiestandards gibt, so sollten diese lieber einmal mehr als einmal weniger auf ihre Gültigkeit für den Einzelnen hinterfragt werden.

„Weniger ist mehr" dieser Satz kann gerade für biologische, komplementäre Therapien wichtig sein. Nicht alles, was Heilung verspricht, kann im Gießkannenprinzip über einen Krebskranken gegossen werden, und eine sorgfältige Abstimmung auf die Bedürfnisse des Einzelnen ist notwendig. Auch biologische Mittel können schaden, wenn sie zu reichlich und zum falschen Zeitpunkt eingesetzt werden.

Verinnerlichen Sie die Worte der renommierten Forscherin auf dem Gebiet der Spontanheilungen Caryle Hirshberg:

„Akzeptieren Sie die Diagnose, aber nicht die Prognose der Erkrankung."

 Anderson, Greg (1996) Diagnose Krebs – 50 erste Hilfen. Rowohlt

Initiative entfalten – Verantwortung übernehmen

Die Krankheit Krebs wirft viele Fragen auf, und man sieht sich plötzlich Problemen gegenüber, mit denen man nie gerechnet hat. Entscheidend im Umgang mit der Erkrankung ist die Bereitschaft, für sich selbst einzustehen und eigenverantwortlich nach Lösungsmöglichkeiten zu suchen. Durch den behandelnden Arzt, im Austausch mit anderen Krebskranken oder durch Gespräche in der Familie und mit Freunden können möglicherweise verschiedene Regieanweisungen zum richtigen Umgang mit der Erkrankung gegeben werden. Alle Menschen, ob Universitätsprofessoren, Ärzte oder Laien, sehen die Welt durch die Brille ihrer bisherigen guten und schlechten Erfahrungen. Nur wer sich nicht als Opfer der Erkrankung sieht, kann die manchmal notwendige Distanz zu den Sichtweisen der anderen – auch zu der des Arztes – aufbauen. Diese Distanz ist nötig, wenn die medizinische Ansicht eine sehr negative Prognose vermittelt.

 Auch gut gemeinte Ratschläge zur Bewältigung der Erkrankung können nur dann wirklich weiterhelfen, wenn Sie Entscheidungen nicht nur Ihrem Arzt oder Partner zuliebe fällen, sondern persönlich und wirklich überzeugt hinter dieser Entscheidung stehen.

Durch die Erkrankung wird man leicht in eine passive Rolle, die Rolle des Opfers gedrängt. Nehmen Sie diese Rolle nicht an, oder legen Sie sie so schnell wie möglich wieder ab. Wenn dies mit Hilfe von Angehörigen oder Freunden nicht gelingt, sollten Sie sich nicht scheuen, therapeutische Hilfe in Anspruch zu nehmen. Wer sich als Opfer fühlt, erschwert sich den Zugang zu den eigenen Heilkräften. Die eigenen Heilkräfte können zusammen mit den therapeutischen Maßnahmen der Medizin entscheidend zur Heilung beitragen. Aus dem NLP (⇨ 158) ist bekannt, dass es wichtig ist, positive Ziele zu formulieren. Setzen Sie sich das Ziel **„ich will leben"**. Streben nach Leben ist kraftvoller als Abwehr von Sterben, „ich will nicht sterben" ist kein Ziel.

Dieses Buch stellt in den Abschnitten „Körper und Geist im Einklang" (⇨ 140) und „Seelische Unterstützung" (⇨ 156) Möglichkeiten vor, wie Sie Entscheidungen besser fällen und die richtige Eigeninitiative ergreifen können.

 zur Linden, Volker (1994) Krebs – Impuls für neues Leben. Haug

Angst verringern

Die Erkrankung Krebs wird zumindest zeitweise viele negative Emotionen in Ihnen auslösen, die Sie auch gar nicht so einfach verdrängen können oder sollen. Verzweiflung, Panik, Depression, Wut, Sorgen, lähmende Gefühle von Teilnahme- oder Interesselosigkeit sind Gefühle, mit denen Krebskranke, bedingt durch ihre Erkrankung, häufig zu kämpfen haben. Das wichtigste und schwierigste Gefühl ist wohl die Angst: Angst vor dem Tod, aber auch Angst vor dem, was diese Erkrankung an unwägbarem oder möglichem Leid bedeutet.

 Kaum eine andere Erkrankung ist mit so viel Ängsten verbunden wie Krebs oder Krebsverdacht. Hier gilt es, der Angst ein „dennoch" entgegenzusetzen.

Aktivität – nicht Aktionismus – vermindert Angst oder Angstsymptomatiken. Zum Prozess der Entängstigung tragen Orientierungshilfen und Information bei; sinnvolle Aktivitäten wie Gespräche, Entspannungsverfahren (⇨ 142, 156), Einnahme pflanzlicher Präparate (⇨ 90 ff.) oder Übungen wie beispielsweise die Farbatmung (⇨ 159) unterstützen Sie ebenfalls.

Es ist es von größter Bedeutung, sich der Angst ehrlich zu stellen, und nicht nur gegen die Angst vorzugehen! Nur wer sich der eigenen Angst stellt, und neben den vielen Unwägbarkeiten, die diese Erkrankung beinhaltet, möglichst auch konkret diese Ängste definiert, kann zwischen persönlichen und den Ängsten der familiären Umgebung oder den subjektiven Ängsten der behandelnden Ärzte unterscheiden. Dies ist umso wichtiger, da Ärzte persönliche Ängste im Zusammenhang mit der Krebserkrankung verdrängen müssen und manchmal ungewollt Druck auf ihre Patienten ausüben, der nicht gerechtfertigt ist!

 Es ist wichtig, von Anfang an fest darauf zu vertrauen, dass selbst bei schwierigen Umständen ein Weg zur Heilung möglich ist.
Der Körper verfügt über ein großes Potential an Selbstheilungskräften.

Der Körper verfügt über ein großes Potential an Selbstheilungskräften. Die Lösung der Angst kann nur in Ihnen selbst und durch Sie selbst erfolgen. Ärzte und Therapeuten können helfen, dieses Vertrauen aufzubauen, entscheidende Impulse sind aber von Ihnen selbst nötig.

 Schütz, Jutta (1998) Ich spüre immer noch die Angst in mir. Ullstein Cancakis, Jorgos; Schneider, Kristine (1997) Neue Wege zum heilsamen Umgang mit Krebs. Kreuz

Wohin? – Information und Orientierungshilfe

Wo auch immer Sie im Augenblick stehen, Sie werden nach kompetenten Informationen suchen, um diese mit Ihrem Arzt zu diskutieren. Die richtigen Quellen zu finden, ist nicht einfach.

 Die Suche nach weiterführenden Informationen und die konstruktive Beschäftigung mit Wegen zur Heilung hilft entscheidend bei der Bewältigung der Krankheit.

Auch wenn zu viele Informationen verwirren können, so bieten sie doch die Möglichkeit, weiter zu fragen und überzeugendere Entscheidungen zu fällen.

Bei Fragen zur wissenschaftlichen Medizin können Sie sich an den **Krebsinformationsdienst (KID)** und an die **Deutsche Krebshilfe (DKH)** (⇨ 180) wenden.

Über biologische, alternative oder ergänzende Ansätze in der Krebsbehandlung informiert umfassend die **Gesellschaft für biologische Krebsabwehr (GfBK)** (⇨ 180).

Bei allen genannten Institutionen können allgemein verständliche Informationen in schriftlicher Form zu den verschiedenen Krebsarten und Behandlungsmöglichkeiten angefordert werden. Über die jeweiligen Beratungstelefone können Sie auch das persönliche Gespräch mit Fachleuten suchen.

Zahlreiche karitative Organisationen – wie das Deutsche Rote Kreuz, die Caritas und andere – verfügen in vielen Städten über eigene Krebsberatungsstellen. Den meisten Tumorzentren sind psychosoziale Beratungsstellen angegliedert, die Sie über Kuren, gesetzliche Ansprüche, finanzielle Hilfen, weitere Beratungsangebote und vieles mehr informieren können.

Eine besondere Bedeutung haben Selbsthilfegruppen (⇨ 182). Es gibt heute in Deutschland über 700 Selbsthilfegruppen bei Krebs. In ihnen haben sich mutige und aktive Krebskranke zusammengeschlossen, um persönliche Erfahrungen und Gefühle auszutauschen und durch wechselseitige Hilfe ihre körperlichen und seelischen Behinderungen besser zu bewältigen.

Erster Ansprechpartner ist meistens der Hausarzt. Sie brauchen für die langfristige Betreuung, die begleitend oder unterstützend zu den Maßnahmen der klinischen Medizin unabdingbar ist, einen Arzt oder eine Ärztin, zu dem oder zu der ein gutes Vertrauensverhältnis besteht. Dies kann der Hausarzt oder der niedergelassene Onkologe sein, doch es ist wichtig, sich zeitig einen geeigneten Arzt zu suchen!

Sie sollten vertrauen können – sowohl in die ärztlichen Fähigkeiten wie in die menschlichen Qualitäten Ihres Therapeuten.

Bei den notwendigen Entscheidungen im Umgang mit der Erkrankung ist einerseits das medizinischen Fachwissen notwendig. Andererseits ist es genauso wichtig, den persönlichen Zugang und eigene Vorstellungen bezüglich der Erkrankung zu verstehen. Dieser persönliche Aspekt ist bei der Beurteilung von Entwicklungen der Krankheit oder von Behandlungsstrategien zu integrieren. Auch wenn es nicht einfach ist, sollten Sie keine Mühe scheuen den Arzt oder die Ärztin zu finden, wo Sie sich gut aufgehoben fühlen. Im Laufe Ihrer Krankheit kommen Sie mit sehr vielen verschiedenen Ärzten in Kontakt und es ist hilfreich einen Ansprechpartner zu haben, an den Sie sich immer vertrauensvoll wenden können.

 Nur wenn Sie sich bei Ihrem Arzt oder Ihrer Ärztin mit allen Problemen angenommen und nicht nur als ein Fall betrachtet fühlen, haben Sie eine Vertrauensbasis.

Ein nicht unproblematisches, aber zukunftsweisendes Informationsmedium ist das **Internet**. Zum Thema „Krebserkrankungen" gibt es einige Millionen Seiten, die mittlerweile über das Worldwideweb zugänglich sind. Hier kann man sich natürlich leicht im Informationsdschungel verlieren, zumal die Informationen im Netz größtenteils völlig ungefiltert sind. Die Internetadressen in den Infokästen unter den Kapiteln und im Anhang sollen Ihnen eine Orientierungshilfe sein. Bei der angebotenen Vielfalt der Informationen prüfen Sie auf jeden Fall, ob der Anbieter unabhängig ist oder ob hinter dem Angebot finanzielle Interessen stehen. Seien Sie gegenüber vermeintlichen Erfolgsgeschichten skeptisch, ohne das Vertrauen in ihr eigenes Heilungspotential in Frage zu stellen. Auch im Netz werden leider mit der Erkrankung Krebs Geschäfte gemacht. Ein sehr patientenorientiertes und unabhängiges Informationsnetz hat beispielsweise Anja Forbriger mit ihrem Inkanet ins Leben gerufen.

 Beyersdorff, Dietrich (1999) Der große TRIAS Ratgeber zur ganzheitlichen Krebsbehandlung. Trias

 http://www.inkanet.de
http://www.krebsinformation.de
http://www.biokrebs.de

Vertrauen in den persönlichen Weg

Die Frage nach Art und Umfang einer Operation (⇨ 30), der nach der Diagnose der Erkrankung bei vielen Tumoren oft die erste schwer wiegende therapeutische Intervention ist, kann Sie bereits mit verschiedenen medizinischen Meinungen konfrontieren.

Wurde beispielsweise vor einigen Jahren noch im Fall von Brustkrebs die Brust radikal operiert, so wird heute zum Wohle der betroffenen Frauen im allgemeinen differenzierter verfahren.

Informieren Sie sich daher immer möglichst vor den geplanten einschneidenden Therapien umfassend, denn auch sie sind nicht immer der einzige Weg. Auch wenn es manchmal mühsam ist, fragen und informieren Sie sich, bis Sie mit den Auskünften zufrieden sind. Holen Sie sich eine zweite Fachmeinung, wenn Sie sich in ihrer Entscheidungsfindung nicht sicher sind.

Je besser Sie eine Therapie nachvollziehen und verstehen können, unabhängig davon, ob es die konventionelle oder die unkonventionelle Medizin betrifft, desto besser können Sie innerlich die Therapie unterstützen und damit an Ihrem Heilungsprozess mitwirken. Beispielsweise kann eine Chemotherapie mit Sicherheit besser bei Ihnen anschlagen, wenn Sie sich wirklich innerlich dafür entscheiden.

Einige Entscheidungen können nur Sie selber treffen und diese Entscheidungen sind häufig eine Gratwanderung. Niemand kann Ihnen heute versprechen, dass Sie keinen Krankheitsrückfall oder Tochtergeschwülste bekommen. Statistiken sind nur bei sehr wenigen Krankheitsbildern wirklich aussagekräftig. Prozentuale Wahrscheinlichkeiten sind im Hinblick auf den Einzelnen immer wieder zu relativieren.

 Es ist von größter Bedeutung neben den notwendigen rationalen Informationen auch die emotionale Ebene in Ihre Entscheidungsfindung mit einzubeziehen.

Hören Sie auf Ihr Gefühl. Es gibt zu viele Patientinnen und Patienten, die sich im Nachhinein vorwerfen, nicht auf ihr Gefühl, ihre Ahnungen geachtet zu haben. Gefühle fahren bei der Krebserkrankung sicher bisweilen Achterbahn, aber es gibt im tiefsten Inneren ein Grundgefühl, zu dem Sie den Zugang suchen sollten. Sprechen Sie über diese Gefühle mit Menschen, die Sie verstehen. Die Kunst ist es, die ganz persönliche Schnittmenge zwischen rationaler und emotionaler Ebene herauszufinden.

Suchen Sie von Anfang an nicht nur nach Wegen, den Krebs zu beseitigen, sondern bauen Sie Vertrauen in Ihr Leben auf. Seien Sie offen für Begegnungen, Ratschläge und Hilfen, die sich Ihnen anbieten. Einerseits ist es wichtig zu wissen, dass jede Krebserkrankung individuell zu einem Menschen gehört und daher ein Krankheits- und Therapieverlauf nicht einfach übertragbar ist. Andererseits können Kranke mit einem ähnlichen Schicksal sehr hilfreiche Tipps geben und Verständnis für Ihre Probleme im Umgang mit der Erkrankung haben.

Bei Ratschlägen von Ärzten, Familie, Freunden und anderen Krebskranken sollten Sie stets bedenken, dass die Wirklichkeit immer subjektiv erlebt und vertreten wird. An Ihrer eigenen Wirklichkeit und deren Wahrnehmung bemisst sich letztendlich Ihr Schicksal. In jedem Augenblick geschehen in Ihrem Organismus Billionen (eine Zehn mit sehr vielen Nullen) Stoffwechselreaktionen in den Zellen, so dass Sie viel beeinflussen können.

 Falls Sie die Wirklichkeit als nur negativ erleben, dann suchen Sie bewusst nach positiven Ausblicken, denn nur auf diesem Wege können Sie Ihre inneren Heilkräfte unterstützen.

Einige Krebskranke haben zur Bewältigung der Erkrankung ihr Leben völlig umgestellt. Dieser Zugang mag für einige sehr hilfreich sein, bei anderen ist vielleicht eher eine geringfügige Veränderung der Einstellungen zum Leben mit seinen alltäglichen Problemen sinnvoll. Suchen Sie neben den notwendigen medizinischen Maßnahmen immer auch nach Möglichkeiten Körper, Seele und Geist besser miteinander in Einklang zu bringen. Dazu müssen Sie weder von morgens bis abends meditieren noch einen Psychotherapeuten nach dem anderen aufsuchen; Sie sollten vielmehr auch dieses Suchen daran bemessen, in welchem Maß es das momentane Wohlbefinden unterstützt und zu mehr seelischem Gleichgewicht verhilft.

Seien Sie durchaus bereit, im Umgang mit der Erkrankung ungewöhnliche Wege zu gehen, auch wenn diese in Ihrer Umgebung auf Skepsis stoßen mögen. Viele Ärzte können bestätigen, dass Patientinnen und Patienten, die bereit sind, gewohnte Pfade zu verlassen und auch mal den Behandlern zu widersprechen, bessere Heilungschancen haben.

 Suchen Sie sich eine Vertrauensperson, die immer wieder sagt: „Ich glaube an Dich – du schaffst es!"

 Broschüre „Der mündige Krebspatient", GfBK Tel. 06221-138020, www.biokrebs.de

Hoffnung

Hoffnung ist ein wichtiges Lebenselixier im Umgang mit Krebs. Lassen Sie sich die Hoffnung nie streitig machen, vor allem nicht von Statistiken. Die Aufgabe der Sie betreuenden Ärzte sollte es sein, Sie in den Zielen, auf die sich Ihre Hoffnung richtet, zu bestärken. Hoffnung ist der Glaube daran, dass sich ein Zustand in die positive Richtung verändern kann, sich aber nicht verändern muss. Eine positive Veränderung lässt sich weder durch intensiven Glauben noch durch eine hochwirksame Substanz erzwingen!

 Es ist durchaus möglich, dass Ihnen ein Mittel hilft, bei dem es nach medizinisch-wissenschaftlicher Prognose gar nicht möglich ist, dass es Ihnen helfen kann.

Die positive Einstellung zu persönlichen Genesungschancen ist ein wichtiges Moment der Gesundung. Wenn Sie die Hoffnung nicht aufgeben, gibt es auch keine hoffnungslose Prognose!

Es lässt sich nicht schön reden, dass an der Krankheit Krebs sowohl in der konventionellen Medizin als auch in der alternativen Szene viel Geld verdient wird und häufig auch vor moralisch-ethischen Schranken nicht Halt gemacht wird.

Bewusste Irreführung darf nicht mit falscher Hoffnung gleichgesetzt werden. Seien Sie skeptisch bei Methoden oder Therapeuten, die einen Ausschließlichkeitsanspruch vertreten oder die Ihre persönliche Entscheidungsfreiheit einengen.

Postulierte Wissenschaftlichkeit darf genauso in Frage gestellt werden wie behauptete Ganzheitlichkeit. Lassen Sie sich durch schwarze Schafe, die es in allen Richtungen der Medizin gibt, nicht vom persönlichen Heilungsweg abbringen.

Hoffnung kann sich aber nicht nur auf das nahe liegende Ziel der Krankheitsbeseitigung beziehen. Nicht immer wird die Krebserkrankung erfolgreich bekämpft, und auch dann ist Hoffnung noch angebracht. Sie umfasst auch die Auseinandersetzung mit spirituellen und/oder religiösen Fragen des Seins. Gemeinsam ist allen Religionen die Gewissheit eines Lebens nach dem Sterben. Unabhängig von Ihrem Glauben kann wirkliche Hoffnung nur durch Auseinandersetzung mit den anderen Dimensionen unseres Daseins wachsen.

 Stangl, Anton und Marie-Luise (2000) Hoffnung auf Heilung – seelisches Gleichgewicht bei schwerer Krankheit. Econ

Die inneren Heilkräfte

Die inneren Heilkräfte sind leistungsfähiger als wir ihnen oft zutrauen. Sie lassen Krankheiten manchmal schon verschwinden, bevor die Krankheit voll zum Ausbruch kommen und wahrgenommen werden konnte. In jedem gesunden Organismus entstehen tagtäglich Krebszellen und werden vom körpereigenen Abwehrsystem wieder beseitigt. Das Unternehmen Mensch beschäftigt 70 Billionen Mitarbeiter – so viele Zellen arbeiten im menschlichen Körper. Das sind 15 000-mal mehr als Menschen auf dieser Erde leben. Jeden Tag scheiden 600 Milliarden Mitglieder aus diesem gigantischen Konzern aus, ebenso viele Zellen werden täglich neugebildet und in das System wieder eingefügt. Jede Sekunde führt der Körper etwa 10^{30} chemische Operationen in unserem Stoffwechsel aus.

Jede Sekunde führt der Körper etwa 10^{30} chemische Operationen in unserem Stoffwechsel durch. Ohne die entscheidende Unterstützung der Selbstheilungskräfte könnte kein Chirurg oder kein Geistheiler wirksam arbeiten.

Möglicherweise verliert ein Krebskranker das Vertrauen in die Selbstheilungskräfte. Zweifel sind berechtigt, denn schließlich haben die inneren Heilkräfte aus unerfindlichen Gründen nicht richtig funktioniert, sonst hätte sich keine Krebserkrankung entwickelt. Trotzdem ist es von größter Bedeutung die seelischen und körperlichen Abwehrkräfte zu mobilisieren, um einen Heilungsweg zu finden.

Spontanheilungen bei Krebs sind zwar selten, aber sie kommen vor, und jede dieser Spontanheilungen ist ein Beweis für das Heilungspotential, das im Organismus angelegt ist.

Albert Schweitzer gab einem Medizinjournalisten auf dessen Bitte um Erklärung von Heilungen durch Schamanen zur Antwort: *„Der Schamane macht etwas, was viele Ärzte seit Hippokrates vergessen haben; er erlaubt es dem inneren Arzt des Kranken in Funktion zu treten."*

Es ist für jeden Krebskranken wichtig, neben den medizinischen Behandlungsmaßnahmen einen Zugang zu den inneren Heilkräften zu suchen (⇨ 140 ff.). In welcher Weise oder mit welcher Methode man dabei vorgeht, bleibt persönlichen Neigungen und Empfindungen überlassen. Richten Sie möglichst bald eine regelmäßige Sprechstunde mit sich selbst ein!

 Hirshberg, Caryle (1998) Gesundwerden aus eigener Kraft. Knaur

Für die Gesundheit oder gegen die Krankheit?

Die konventionelle Medizin unternimmt sehr viel, um eine Krebsgeschwulst zu entfernen oder die Krebszellen im Körper zu zerstören und unschädlich zu machen. Dieses Vorgehen ist zunächst in vielen Fällen erfolgreich. Ein häufiges Problem ist aber die Gefahr des Rückfalls oder der Tochtergeschwülste – der Metastasen. Hier kann die Richtung der Medizin ansetzen, die durch Stärkung der körperlichen und seelischen Abwehrkräfte die Immunabwehr des Patienten unterstützt.

Die Krebserkrankung hat nicht eine, sondern vielfältige Ursachen, die durch ihr individuelles sich negativ potenzierendes Zusammenwirken zu einer Krebserkrankung führen können. Daher sollte ein umfassendes, angemessenes und auf Heilung ausgerichtetes Vorgehen alle Ebenen unseres Wesens zu berücksichtigen suchen – die körperliche, die emotionale, die geistig-seelische, die soziale und die spirituell-religiöse Ebene.

Ausgelöst durch die Krebserkrankung ist es wichtig, einen Zugang zu den persönlichen Ressourcen zu finden. Ob durch Entdeckung und Entfaltung eigener Kreativität, ob durch einen meditativen Ansatz (⇨ 143), durch Sport (⇨ 140) oder eine gesunde Ernährung (⇨ 106 ff.) – Sie können sehr viel für Ihre Gesundheit und Ihr Wohlbefinden tun.

So wenig wie man alle krebsauslösenden Faktoren meiden kann, so wenig soll man krampfhaft versuchen, etwas für die Gesundheit zu tun. Gesundheitsfanatiker machen weder sich noch anderen Freude, sondern werden lästig, wenn sie beispielsweise von morgens bis abends irgendwelche gesund machenden Pillen schlucken oder von Therapeut zu Therapeut rennen.

Finden Sie das für Sie richtige Maß und den richtigen Rhythmus; kümmern Sie sich mit Freude um Ihre Gesundheit und Ihr Wohlbefinden. Auch bei sehr belastenden Therapien oder bei weit fortgeschrittenen Krankheitsbildern ist es sinnvoll, das persönliche Wohlbefinden so weit wie möglich zu fördern.

Maßstab für die Seriosität einer Behandlung kann das persönliche Gefühl sein, dass die Therapie gut tut, und dass der Therapeut keine falschen Heilungsversprechen gibt. Wenn über Ihren Kopf hin entschieden wird, oder wenn eine Behandlung Sie viel Geld kostet, ist unbedingt Skepsis angebracht!

Mit Krebs leben

Nicht immer kann ein Tumor beseitigt werden. Trotzdem ist das kein Grund aufzugeben. Zwischen Resignation und Akzeptanz eines scheinbar nicht beeinflussbaren Sachverhaltes liegen Welten. Wenn ein Krebswachstum zum Stillstand kommt oder nur langsam fortschreitet, können Sie jahrelang auch mit Krebs und mit guter Lebensqualität leben.

Auch wenn das Ziel ist, ohne Krebs zu leben, darf keine Fixierung auf dieses vermeintlich einzige Ziel erfolgen. Suchen Sie nach Wegen des Wohlbefindens und der Freude an alltäglichen Dingen – auch mit Krebs geht das Leben weiter.

Früher oder später werden Sie vielleicht nach dem Sinn dieser Erkrankung fragen. Diese Frage ist berechtigt und kann zum besseren Verständnis des Kankheitsprozesses beitragen. Zwar gibt es in unserer Schöpfung nichts, was sinnlos ist, trotzdem gilt es für uns zu akzeptieren, dass wir mit unserem kleinen Verstand den Sinn nicht immer verstehen können und auch nicht verstehen müssen! Manchmal ist die Krebserkankung einfach unfassbar.

Schuldgefühle sind bei der Verarbeitung der Erkrankung in jedem Fall fehl am Platz. Wer die Schuld für die eigene Erkrankung bei sich, bei anderen, in den Lebensumständen sucht, belastet sich unnötig. Lassen Sie es nicht zu, dass Ihnen jemand Schuld suggeriert.

Anstatt sich mit der Frage „warum" zu quälen, sollte man sich für den Heilungsprozess interessieren und selbst daran mitarbeiten. Es gilt unbewusste Einstellungen, emotionale Verfassungen und Verhaltensgewohnheiten zu überprüfen. Dabei ist die Krebserkrankung nicht als Resultat von Unterlassungen zu sehen, sondern lediglich als Auslöser dafür, sich mit Fragen und Einstellungen zu befassen, die bislang keine oder zu wenig Aufmerksamkeit erhielten.

Gesunde Ernährung ist nur dann wirklich gesund, wenn sie mit Genuss aufgenommen werden kann und gut bekommt. Es gibt keine Krebsdiät oder Anitkrebsdiät. Aber mit einer sinnvollen Ernährung – an die persönlichen Bedürfnisse angepasst – können die Selbstheilungskräfte entscheidend gefördert werden

Konventionelle Medizin und ihre Außenseiter

Diagnostik

Krebsvorsorge

Für die meisten Krebsarten gilt: je früher der Krebs erkannt wird, um so besser sind die Heilungschancen. Wenn Sie eins der folgenden Krankheitszeichen bei sich bemerken, sollten Sie durch eine eingehende ärztliche Untersuchung klären lassen, ob Krebs oder eine andere Krankheit die Ursache ist:

- Eine nicht heilende Wunde, ein nicht heilendes Geschwür an der Haut oder an der Schleimhaut.
- Knoten oder Verdickungen in oder unter der Haut, besonders im Bereich der Brustdrüse sowie Lymphknotenschwellungen (Hals, Achsel, Leiste).
- Jede Veränderung an einer Warze oder einem Muttermal (Entzündung, Blutung, Wachstum).
- Änderung der Verdauungsgewohnheiten, anhaltende Magen-, Darm- oder Schluckbeschwerden. Erheblicher Gewichtsverlust, auffallende Blässe, allgemeine, sonst nicht erklärbare Schwäche.
- Heiserkeit oder neu auftretender Husten von mehr als drei Wochen Dauer.
- Ungewöhnliche, insbesondere blutige oder eitrige Absonderungen aus einer der Körperöffnungen. Störung der Harnentleerung, Schmerzen beim Wasserlassen, blutiger Urin.
- Unregelmäßige Monatsblutung oder Scheidenausfluss mit Blutbeimischung sowie Blutungen und blutige Absonderungen nach Aufhören der Monatsblutungen.

Zur allgemeinen **Vorsorge** gibt es folgende wichtige Empfehlungen:

- Achten Sie auf Ihre seelischen Bedürfnisse, setzen Sie sich nach Möglichkeit weder beruflich noch privat sehr belastendem, chronischem Stress aus.
- Rauchen Sie nicht. Trinken Sie nur mäßig Alkohol.
- Vermeiden Sie starke oder langanhaltende Sonnenbestrahlung.
- Essen Sie häufig frisches Obst und Gemüse sowie Getreideprodukte mit hohem Fasergehalt. Vermeiden Sie Übergewicht.
- Gehen Sie zur Vorsorgeuntersuchung.
- Für Frauen ist wichtig: Untersuchen Sie regelmäßig ihre Brust.

Gentest

Gentests wird in der Medizin eine zunehmende Bedeutung beigemessen. Man hofft durch Genanalyse frühzeitig ein erhöhtes Krebsrisiko feststellen zu können, denn augenblicklich werden ungefähr 10 % aller Tumorerkrankungen als erblich veranlagt angesehen. Man unterscheidet tumorfördernde und tumorunterdrückende Gene, wobei vermutlich Störungen bei den tumorunterdrückenden Genen die größere Bedeutung zukommt.

Derzeit sind Gentests am ehesten sinnvoll, wenn in der Familie gehäuft Krebserkrankungen aufgetreten sind, und zwar sind sie besonders sinnvoll zum Nachweis, dass das Krebsrisiko geringer ist als möglicherweise erwartet. Im umgekehrten Fall stellt das Ergebnis eine große psychische Belastung dar.

 Noch längst nicht alle Gene, die bei der Krebsentstehung eine Rolle spielen, sind erfasst, und die bestehenden Gentests können sehr wenig über den tatsächlichen Ausbruch der Erkrankung oder die Wahrscheinlichkeit, überhaupt zu erkranken, aussagen.

Dagegen ist die Gefahr einer Stigmatisierung von Personen, bei denen krebsfördernde Gene ermittelt wurden, nicht von der Hand zu weisen. Auch nahe Verwandte solcher Personen gelten dann möglicherweise als mit einem erhöhten Krebsrisiko behaftet.

Der einzige Vorteil eines Gentests mit dem Ergebnis, dass ein erhöhtes Krebsrisiko besteht, liegt in der Begründung einer intensiveren Vorsorge – der Nachteil besteht im Wissen um die größere Wahrscheinlichkeit, an Krebs zu erkranken. Der Patient hat ein Recht auf Nichtwissen, und die Gesellschaft für Humangenetik empfiehlt ausdrücklich, keine Gentests dieser Art bei Minderjährigen durchzuführen. Außerdem kann derzeit bei **höchstens 2 %** aller Krebserkrankungen von Gentests auf eine Erkrankungswahrscheinlichkeit geschlossen werden.

Auch die neueste Entwicklung der Chiptechnologie löst das ethische Problem nicht. Man wird dadurch schneller, und auf lange Sicht preiswerter, das Ergebnis einer Genanalyse erhalten – ein wirksamerer Schutz vor Krebs und eine bessere Therapie resultierten für den möglicherweise an Krebs Erkrankenden allein daraus jedoch nicht!

 Deutsche Gesellschaft für Humangenetik e.V., Goethestr. 21, 80335 München, Tel. 089-55027855
http://www.krebshilfe.de

Krebszellnachweis im Blut

Ein Tumor kann, wie jeder weiß, Metastasen bilden. Dies geschieht durch Krebszellen, die im Blutstrom transportiert werden und zwar auch dann noch, wenn der Tumor, von dem sie einmal ausgegangen sind, schon herausoperiert wurde.

Die Neigung der Krebszellen, sich von ihrem ursprünglichen Tumor zu lösen und auf Reisen zu gehen, ist sehr gefährlich für den Patienten; andererseits eröffnen sich durch diese Wanderung neue diagnostische Möglichkeiten und Kontrollmöglichkeiten darüber, ob eine Strahlen- oder Chemotherapie die Krebszellen auch wirklich zerstört hat.

 Leider gibt es bislang keine zuverlässigen Verfahren, die es allgemein erlauben, eine Diagnostik von Tumorerkrankungen oder Verläufen im Blut durchzuführen.

Ein Ansatz, der zur Zeit geprüft wird, ist die Isolation von Zellen aus einem Tropfen Blut, um sie auf spezielle Krebsgene zu untersuchen.

Ein neuer Lasertest steht in Heidelberg auf dem Prüfstand. Er ermöglicht unter dem Mikroskop die Entdeckung fluoreszierender Antikörper. Einer dieser Antikörper ist Anti-MUC-1, das im Blut von Frauen mit Brusttumoren in einer höheren Konzentration als im Blut gesunder Frauen auftritt.

Eine weitere Methode ist das Aufspüren von Antikörpern im Blut, die gegen Fibrinabbauprodukte gerichtet sind. Mit diesem Test soll es möglich sein, dreizehn verschiedene Krebsarten aufzuspüren. Allerdings kann man damit nicht feststellen, an welcher der möglichen Krebsarten der Patient erkankt ist. Gleichwohl soll er zur Frühdiagnostik einsetzbar sein. Der Test mit der Bezeichnung DR-70 wurde in Kalifornien entwickelt und wird ab 2001 auch in Deutschland verfügbar sein. Ein einzelner Nachweis dieser spezifischen Antikörper kostet dann ungefähr 200 DM; weitere Kosten entstehen, wenn genau festgestellt werden muss, um welchen Tumor es sich im jeweiligen Fall handelt.

 http://www.relab.de
http://www.milab.de
http://aerztezeitung.de/medizin/krebs

Tumormarker

Tumormarker sind verschiedene Substanzen, deren Entstehung von Krebszellen angeregt wird. Sie können im Blut nachgewiesen werden und sind bei einigen Krebsarten auch im Urin nachweisbar. Bisher hat sich die Hoffnung, eine Krebserkrankung frühzeitig durch Nachweis von Tumormarkern festzustellen, kaum erfüllt. Lediglich bei einigen wenigen Tumorerkrankungen, wie beim Prostatakrebs, ist die Suche nach Tumormarkern als Früherkennungsmaßnahme sinnvoll.

Tumormarker sind häufig nicht tumorspezifisch und können auch von gesunden Zellen in wechselnden Mengen abgesondert werden. Sie können auf Grund anderer Erkrankungen oder als Folge bestimmter Therapien erhöht sein, und auch die Ernährung kann eine Rolle spielen. So ist beispielsweise bei Rauchern der CEA-Spiegel immer erhöht.

Tumormarker entstehen zum Teil auch erst bei größeren Tumoren in so großer Menge, dass eine deutliche Erhöhung der Werte zu weiteren Untersuchungen Anlass gibt.

Geeignet ist die Untersuchung auf Tumormarker bei einigen Krebserkrankungen zur Therapiekontrolle und zur rechtzeitigen Diagnose von Rückfällen; sie gehört also zur Nachsorgeroutine. Doch kann auch hier nicht immer davon ausgegangen werden, dass ihr Vorhandensein oder Nichtvorhandensein sichere Rückschlüsse auf den Verlauf einer Krebserkrankung zulässt.

Manchmal werden schon mäßige Erhöhungen eines Tumormarkers als Hinweis für eine Zweiterkrankung oder Metastasierung interpretiert. Vorsichtshalber müssen dann weitere diagnostische Maßnahmen folgen. Bei den betroffenen Patienten löst dieses gründliche Suchen Ängste und Sorgen aus. Es besteht jedoch durchaus die Möglichkeit, dass ein Tumormarker erhöht sein kann, ohne dass die Krebserkrankung erneut ausgebrochen ist.

Man sollte keinesfalls panisch reagieren oder schon Tage vor der Routineuntersuchung nervös werden. Erst wenn sich die Werte in mehreren Untersuchungen nacheinander verdoppeln oder verdreifachen, kann dieser Trend als wahrscheinlicher Hinweis für eine Zweiterkrankung oder Metastasenbildung gedeutet werden.

http://www.biokrebs.de
http://www.krebsinformation.de

Mammographie – Pro und Contra

Brustkrebs ist mit 26% die häufigste Tumorart bei Frauen. Mit regelmäßigen Röntgenuntersuchungen, der so genannten Mammographie, versucht man, dieser Erkrankung frühzeitig auf die Spur zu kommen.

Der Nutzen häufiger und auf möglichst alle Frauen ausgedehnter Untersuchungen der Brust steht aber noch zur Diskussion. Studien ergaben, dass in einem zehnjährigen Zeitraum drei von 1000 Frauen, die regelmäßig mammographiert wurden, an Brustkrebs starben. Im Unterschied dazu starben in der Vergleichsgruppe von 1000 Frauen, die nicht mammographiert wurden, vier.

Mammographien werden derzeit in Deutschland in sehr unterschiedlicher Qualität von unterschiedlich ausgebildeten Ärzten durchgeführt und ausgewertet. In Skandinavien und den Niederlanden, wo Frauen vom vierzigsten Lebensjahr an alle zwei Jahre schriftlich zu einer Mammographie aufgefordert werden, gilt die Situation als besser. Obgleich in diesen Ländern ebenso viele Neuerkrankungen registriert werden wie in Deutschland, würden nach Aussagen von Befürwortern dieser Untersuchungsmethode nur halb so viele tödlich verlaufen.

 In Deutschland werden die international geforderten Qualitätsstandards für Mammographieuntersuchungen nur an einigen Universitätszentren wirklich eingehalten. Das so genannte wilde Screening, wie es derzeit noch oft vorherrscht, führt zu einer großen Verunsicherung vieler Frauen und erhöht eher die Zahl falscher Befunde.

Problematisch sind Bilder, die fälschlicherweise den Eindruck geben, die Patientin habe Krebs, weil es dann zu Ängsten und unnötigen Eingriffen kommt. In angelsächsischen Ländern muss jeder Mammographiebefund durch zwei Gutachter bewertet werden. Nach Meinung von hochspezialisierten Gynäkologen in Deutschland erweisen sich ungefähr acht von Radiologen festgestellte auffällige Befunde in der Mammographie nach einer Gewebsuntersuchung als unauffällig.

Wird einerseits fälschlich ein Tumor im Röntgenbild diagnostiziert, kommt es andererseits auch vor, dass ein Tumor von der Mammographie gar nicht erfasst wird; dies gilt sogar bei tastbaren Tumoren.

Die wenigsten Frauen werden darauf hingewiesen, dass sie zwei Wochen lang vor der Untersuchung keine Hormonersatzpäparate, einnehmen sollten. Bei über einem Drittel aller Frauen, die diese Präparate einnehmen, verändert sich die Gewebestruktur der Brust. In einer australischen Studie wurde bei

Frauen, die keine Hormone einnahmen, durch Mammographie ungefähr drei Mal so oft Brustkrebs festgestellt wie bei den Frauen, die unter Hormontherapie standen.

Obwohl seit 16 Jahren in klinischer Anwendung, hat sich die Magnetresonanzmammographie (MR-Mammographie) in der klinischen Diagnostik noch nicht entsprechend durchgesetzt. Dieses neue, wesentlich genauere und strahlungsfreie Verfahren in der Brustdiagnostik ermöglicht den Nachweis von sehr kleinen Befunden in der Größe von wenigen Millimetern, die mit Röntgen oder Ultraschalluntersuchungen nicht erkennbar waren. Allerdings muss auch bei diesem Verfahren eine intensive und ausgiebige Ausbildung der durchführenden Ärzte gewährleistet sein, um korrekte Bewertungen vorzunehmen.

Selbstuntersuchung ist gegenwärtig – bis zur Einführung eines zuverlässigen Screening-Verfahrens – am ehesten geeignet, einen Tumor frühzeitig zu erkennen. Sollte Ihr Frauenarzt Ihnen keine Anleitung gegeben haben, finden Sie im Internet unter http://www.senology.de exakte Hilfen.

Ohnehin werden Brusttumoren häufig durch Selbstuntersuchung entdeckt. Bei Frauen, die jünger als fünfzig Jahre alt sind, ist darum von einem Mammographie-Screening eher abzuraten.

Für Frauen, die genetisch belastet sind, bei denen in der Familie Brustkrebs bekannt ist, oder die bereits eine Brustkrebserkrankung hatten, ist die Mammographie, insbesondere die MR-Mammographie Methode der Wahl. Trotz aller Erkenntnisse der letzten Jahre, ist der aktuelle Wissensstand zum Brustkrebs und seiner Diagnostik von viel Unsicherheit geprägt.

 Mühlhauser, Ingrid; Höldke, Birgit (2000) Mammographie: Brustkrebs-Früherkennungsuntersuchung. Kirchheim

 http://www.brustkrebs.de
http://www.mediteach.de
http://www.senology.de

Operation

Richtige Operationsvorbereitung

Wenn ein solider Tumor erkannt ist, gilt eine Operation in der Regel als das wirksamste Mittel der Behandlung. Das Ziel ist dabei eine radikale Entfernung des Tumors, oft einschließlich der Lymphknoten.

Obwohl keine Zeit zu verlieren ist, bedeutet die Diagnose Krebs nicht, dass übereilt gehandelt werden müsste. Es ist selten so eilig, dass sofort zum Messer gegriffen werden muss.

Eile ist beispielsweise bei einem drohenden Darmverschluss infolge einer Darmkrebserkrankung geboten. Hier darf nicht mit dem Eingiff gezögert werden, während bei einem Prostatakrebs im Fühstadium die Notwendigkeit einer Operation durchaus noch in Ruhe diskutiert werden kann. Vielleicht wäre hier eher die Einleitung einer antihormonellen Therapie die richtige Wahl.

Vorrangig ist immer umfassende Information und die richtige Einschätzung der Situation. Dabei sollte ungestümes Sammeln von Information vermieden werden. Man sollte sich vielmehr dahin bringen, das Kommende in Ruhe hinnehmen zu können, indem man ausführliche Gespräche mit nahe stehenden Menschen führt und sich seelisch auf die Operation einstellt.

Ebenfalls sinnvoll ist es, schon vor dem Eingriff mit unterstützenden Maßnahmen zu beginnen und durch die Einnahme von bioaktiven Substanzen (⇨ 117 oder die Anwendung immunstärkender Mittel wie Mistel- (⇨ 92) oder Thymuspräparaten (⇨ 70) das körpereigene Abwehrsystem zu stärken.

Man sollte schon vor der Operation Kontakt zu dem Arzt aufnehmen, der die Nachsorge durchführen wird. Der Hausarzt, der niedergelassene Facharzt, besondere Spezialisten, Selbsthilfegruppen, Freunde und Bekannte sollten zu Rate gezogen und befragt werden. Kein Arzt darf es übel nehmen, wenn man sich darum bemüht, eine zweite Meinung einzuholen.

 Man sollte im Vorfeld klären, wie hoch die internationale Erfolgsrate bei der geplanten Operation ist, und man sollte sich nur einem erfahrenen Chirurgen in einer größeren Klinik anvertrauen. Die Heilungsrate hängt nachweislich vom Operateur ab. Die Fünf-Jahres-Überlebensraten bei vergleichbaren Patientengruppen schwanken je nach Chirurg um mehr als 30 Prozent.

Um die chirurgische Qualität zu standardisieren, haben die Deutsche Krebsgesellschaft und die Deutsche Gesellschaft für Chirurgie Leitlinien ausgearbeitet.

Der Chirurg sollte den Arzt, der die Nachsorge übernimmt, schriftlich über alles Relevante informieren, um eine gute Zusammenarbeit zu ermöglichen. Aufklärung über die Durchführung des chirurgischen Eingriffs und bestehende Risiken oder mögliche Folgen darf nicht erst am Tag vor der Operation erfolgen, wenn der Patient die einwilligende Unterschrift leisten soll. Informieren Sie sich eingehend über das Ausmaß des geplanten Eingriffs. Ebenfalls zu erwägen ist im Vorfeld des operativen Eingriffs, ob eine **Tumorimpfung** (⇨ 68) sinnvoll ist, da bereits vor der Operation ein Kontakt zu dem Labor hergestellt werden muss, das den Impfstoff herstellen soll.

Zu bedenken ist, dass grundsätzlich jede Operation mit einem Risiko behaftet ist, ebenso wie jede Narkose. Doch haben sich Operations- und Narkosetechniken in den letzten Jahren sehr entwickelt. Durch verbesserte Vorbereitung und verfeinerte Techniken sind Operationen heute viel schonender als früher und die Heilungserfolge sind deutlich besser. Operationsverfahren, die vor zwei oder drei Jahrzehnten undenkbar waren, sind inzwischen zu Routineeingriffen geworden.

In einigen Fällen wurde mit einem neu entwickelten Wasserstrahl-Skalpell operiert, das sehr viel schonender ist, so dass nachträgliche Funktionsstörungen an Organen in der Nähe des Operationsfeldes seltener auftreten.

Bei schwierigen Operationen können über ein computergesteuertes dreidimensionales Bild das Körperinnere und die Schnittführung kontrolliert werden.

Heute kann ein tief sitzender Darmkrebs operativ entfernt werden, ohne dass ein künstlicher Darmausgang angelegt werden muss, und bei Brustkrebs kann man oft brusterhaltend operieren.

In einer ganzen Reihe von Kliniken geht man inzwischen auch zu einer unterstützenden Immuntherapie über.

 » http://www.meb.uni-bonn.de/cancernet/deutsch/index.html

Minimal invasive Techniken – Kryotherapie, LITT, HITT

Neben herkömmlichen großen Operationen gibt es Techniken zur Tumorentfernung, bei denen nur ein kleiner Schnitt ausgeführt werden muss und lokal mit Strom, Laser oder Kälte **(Kryotherapie)** Tumorgewebe zerstört werden kann. Man probiert auch Verfahren aus, bei denen Zytostatika oder radioaktives Material direkt in den Tumor eingebracht werden.

Die Krankenkassen übernehmen die Kosten auf Antrag. Solche Techniken werden immer häufiger angewandt. Sie bieten viele Vorteile, sind allerdings auch mit Risiken behaftet und nur bedingt einsetzbar. Geeignet sind sie vor allem bei Tumoren im Bereich der Speiseröhre, des Magens und des Darms. Sinnvoll sind diese Eingriffe besonders auch dann, wenn sie unmittelbar an den diagnostischen Eingriff, beispielsweise eine Spiegelung (Endoskopie), anschließen können. In speziellen Fällen ist auch gar keine Operation notwendig; so kann beispielsweise ein tief sitzender Darmkrebs mit einer kombinierten Strahlen- und Chemotherapie behandelt werden, um auf diese Weise den Schließmuskel zu erhalten.

An den Universitätskliniken in Frankfurt und Berlin wird die so genannte LITT, die Laserinduzierte Interventionelle Thermotherapie, angewandt.

Gute Behandlungserfolge gibt es bei Lebermetastasen, die bei fortgeschrittenem Brustkrebs oder Darmkrebserkrankungen auftreten können, und bei kleineren Lebertumoren. Vielen Patienten kann dadurch eine Leberresektion erspart werden. Nach der genauen Lokalisation des Tumors wird unter Kontrolle mittels Computertomographie eine Lasersonde in die Geschwulst eingeführt und das Krebsgewebe mit Temperaturen um 100° C verschmort.

Ein ähnliches Verfahren wurde an der Universitätsklinik Erlangen entwickelt. Die hochfrequenzinduzierte Thermotherapie (HITT®) kann Lebermetastasen bis zu einem Durchmesser von 6 cm veröden.

LITT: Universitätsklinik Frankfurt, Radiologie, Prof. Dr. Vogl, Tel. 069-63017277, www.witrans.uni-frankfurt.de
Uniklinik Berlin, www.ukbf.fu-berlin.de/chi/litt/index.html
HITT: Universitätsklinik Erlangen, Medizinische Klinik I, Dr. Hänsler, Tel. 09131-8533434, www.uni-erlangen.de
Kryotherapie: Universitätsklinik Mainz, Klinik für Abdominalchirurgie, Tel. 06131-77291, www.klinik.uni-mainz.de/Allgmeinchir/indexl.html

Photodynamische Lasertherapie

Bei der photodynamischen Lasertherapie werden bestimmte Farbstoffe, die durch Licht aktivierbar sind, in die Blutbahn gespritzt. Die gespritzte Substanz, die man auch als Photosensibilisator bezeichnet, reichert sich im Tumor an. Wenige Tage später, wenn das optimale Verteilungsverhältnis zwischen Tumorgewebe und gesundem Gewebe erreicht ist, wird der Tumor mit Licht einer bestimmten Wellenlänge bestrahlt. Der Photosensibilisator reagiert und überträgt die Lichtenergie auf Sauerstoffmoleküle, die ihrerseits die Tumorzellen schädigen. Auch der lichtaktive Farbstoff und Moleküle, die als Nebenprodukte entstehen, schädigen die Membranen der Krebszellen.

Der Erfolg dieser Therapie hängt von der Konzentration des Photosensibilisators im Tumor und vom Vorhandensein einer ausreichenden Menge Sauerstoff ab.

Die Strahlen bei dieser Therapie sind weit weniger energiereich als etwa Röntgenstrahlen und schädigen daher gesundes Gewebe nicht. Man verwendet nur einen Teil des sichtbaren Lichts, nämlich längerwelliges Rotlicht, das mit Hilfe der Lasertechnik als gebündelte Strahlen erzeugt wird.

Das Licht wird mit Endoskopen und lichtleitenden Glasfasern an den Tumor herangebracht. Nur kleine Tumoren können auf diese Weise behandelt werden, weil das Licht nicht weiter als bis zu einer Tiefe von 6 mm ins Gewebe dringt. Die Methode ist aus technischen Gründen in ihrer Anwendung also ziemlich begrenzt und nur im Frühstadium eines Tumors sinnvoll einsetzbar. Eventuell bereits bestehende Lymphknotenmetastasen können auf diese Weise nicht entfernt werden. Die Methode wird derzeit im Rahmen von Studien bei Krebs an Haut und Schleimhäuten angewendet und verspricht insbesondere im Bereich Mund und Zunge gute Erfolge.

Die Forschung arbeitet daran, nicht nur die Wirksamkeit der Therapie zu verbessern, sondern auch die Nebenwirkungen zu verringern.

Da die Photosensibilisatoren im ganzen Körper verteilt werden, sind die Patienten während der Therapie stark lichtempfindlich und müssen sich für ungefähr eine Woche in abgedunkelten Räumen aufhalten. Direktes Sonnenlicht sollen sie über mehrere Wochen meiden. Außerdem können starke Schmerzen und Schwellungen im Bereich des behandelten Gewebes auftreten.

 http://www.krebsinformation.de

Strahlentherapie

Allgemeines zur Strahlentherapie

In der Strahlentherapie werden energiereiche elektromagnetische Strahlen eingesetzt, wie Röntgen-, Zäsium- oder Kobalt-Gamma-, Korpuskularstrahlen oder auch Neutronen und Elektronen, die in speziellen Beschleunigern erzeugt werden.

 Im Gegensatz zur Chemotherapie, bei der sich das Medikament im ganzen Körper verteilt, sind Bestrahlungen örtlich begrenzt einsetzbar.

Man kann davon ausgehen, dass ungefähr 50 bis 70 Prozent aller Tumorpatienten eine Strahlentherapie erhalten. Es gilt zu unterscheiden zwischen einer Bestrahlungstherapie bei Knochenmetastasen, bei denen Knochen und Wirbelkörper ohne Behandlung bruchgefährdet sein können, und einer vorbeugenden Bestrahlung nach Operation. Zu vorbeugenden Zwecken sind auch andere Verfahren möglich, und man sollte sich nicht unbedacht einer Strahlentherapie aussetzen.

Die Wirkung einer Bestrahlung hängt ab von Strahlenmenge und Einwirkzeit. Auch die Strahlungssensibilität eines Tumors entscheidet über die Heilungschancen der Strahlentherapie. Dabei spielen die Durchblutungsverhältnisse eine große Rolle, und zwar in der Weise, dass der Tumor umso empfindlicher auf die Strahlen reagiert, je besser durchblutet und mit Sauerstoff versorgt er ist. Prostatakarzinom und Krebs des Binde- und Stützgewebes gelten als besonders unempfindlich.

Ein weiteres Problem ist die Begrenzung der Strahlen auf den Bereich, der bestrahlt werden soll.

Durch die Strahlen werden die DNS-Ketten im Zellkern elektrisch geladen, was dazu führt, dass sie zerbrechen. Die Zelle kann sich nicht mehr teilen, und sie stirbt schließlich ab, ohne durch eine neue ersetzt zu werden. Die Wirkung auf Tumorzellen und gesunde Zellen ist im Prinzip gleich – der Unterschied besteht in der größeren Empfindlichkeit der Tumorzellen.

 In den letzten Jahren konnten durch besondere technische Entwicklungen erhebliche Fortschritte zum Schutz des gesunden Gewebes gemacht werden. Umgebendes Gewebe wird mit Blenden abgedeckt, Kernspin- und Computertomographie werden zur Kontrolle eingesetzt, und spezielle Hilfsmittel, um den zu bestrahlenden Körperteil in seiner Position zu halten, wurden entwickelt.

Das Problem, einen Tumor in der Tiefe des Körpers nicht erreichen zu können, besteht nicht mehr, seitdem Kobalt-60-Gammastrahlen und ultraharte Röntgenstrahlen eingesetzt werden. Diese beiden Strahlenarten sind die meistverwendeten elektromagnetischen Strahlen, weil die Mehrzahl der Tumoren nicht oberflächlich liegt. Tumoren an der Oberfläche behandelt man bevorzugt mit einer Elektronentherapie. Auch Schwerionen oder Protonen können benutzt werden. Der Vorteil dieser Teilchenstrahlen ist ihre genaue Regulierbarkeit. Innerhalb der Grenzen ihrer Reichweite kann man sie punktgenau steuern.

Meist wirken die Strahlen von außen durch die Haut. Die Therapie erfolgt überlicherweise ambulant in 25 bis 35 Einzelbestrahlungen an vier bis fünf Tagen pro Woche und zieht sich über mehrere Wochen hin. In den Pausen zwischen den Bestrahlungen erholt sich das gesunde Gewebe.

Manchmal kann man auch während einer Operation bestrahlen und das gesunde Gewebe aus dem Strahlungsbereich heraushalten.

Es gibt auch die Möglichkeit, das strahlende Material direkt im Tumor oder in der Nähe zu platzieren. Hierbei handelt es sich um eine dauerhafte Verabreichung einer geringen Strahlenmenge über einen längeren Zeitraum.

Man kann strahlende Substanzen auch so verabreichen, dass sie den Tumor über die Blutbahn erreichen. Diese Behandlungsform ist üblich bei Schilddrüsenkrebs und Knochenmetastasen.

Verres, R.; Klusmann, D. (1997) Strahlentherapie im Erleben des Patienten. Barth

www. krebsinformation.de
www. inkanet.de

Spezielle Formen der Strahlentherapie: Intensitätsmodulierte Bestrahlung – Stereotaktisches Bestrahlen – Samariumtherapie

Die **Intensitätsmodulierte Strahlentherapie (IMRT)** ermöglicht eine optimale Dosisverteilung im Tumor. Während in konventionellen Verfahren die Strahlung überall gleich ist, wird das Bestrahlungsfeld bei dieser Methode dem Tumorgewebe angepasst. Weil die Strahlen präziser gesteuert werden können, können sie höher dosiert werden und das umgebende Gewebe wird weniger in Mitleidenschaft gezogen.

Das Bestrahlungsfeld wird in zahlreiche winzige Felder zerlegt, die dann mit individuell festgelegter Intensität bestrahlt werden. Einzelne Bereiche können ausgespart werden, andere können eine so hohe Bestrahlungsmenge erhalten, wie man sie bisher nicht einsetzen konnte, ohne Gefahr für angrenzendes Gewebe. Die Dauer einer Bestrahlung beträgt ungefähr vierzig Minuten.

Diese Methode, die seit 1998 in Heidelberg am Deutschen Krebsforschungszentrum erprobt wird, ist besonders geeignet bei Tumoren im Bereich von Kopf, Hals und Wirbelsäule. Sinnvoll ist ihre Anwendung auch bei Brust-, Bronchial- oder Prostatakrebs.

Für diese Therapie bedarf es einer speziellen Ausrüstung und einer besonderen Schulung der Therapeuten.

 » http://www.krebsinformation.de

Die **stereotaktische Konvergenzbestrahlung** wird bei Hirntumoren angewandt. Sie ist äußerst zielgenau und das umliegende Gewebe wird nahezu völlig ausgespart.

Man unterscheidet stereotaktisches Bestrahlen, das an mehreren aufeinander folgenden Tagen durchgeführt wird, von der Radiochirurgie, bei der eine einmalige, besonders große Menge von Strahlen verabreicht wird. Dabei treffen aus vielen verschiedenen Richtungen Strahlen mit einer relativ geringen Energie auf den Tumor, wo sie computerunterstützt gebündelt werden, sodass an ihrem Schnittpunkt eine Strahlung mit sehr hoher Energie entsteht.

An der Klinik für Strahlentherapie der Technischen Universität München steht ein neu entwickeltes Gerät zur Verfügung, das es außerdem ermöglicht, die äußere Kontur des Strahlenbündels unregelmäßigen Formen des Tumors anzupassen. Das Gerät ist darüber hinaus in der Lage, Verschiebungen des

Tumors, wie sie durch das Atmen entstehen, durch millisekundengenaues Ein- und Ausschalten des Strahls auszugleichen.

Schon über 200 Patienten konnten in München behandelt werden. Die Behandlung erfolgt ambulant, und in den meisten Fällen reicht eine einmalige Bestrahlung aus.

 Klinik für Strahlentherapie und Radiologische Onkologie der TU München, Tel. 089-28901

Samarium ist eine radioaktive Substanz, die besonders gut bei Beschwerden infolge von Knochenmetastasen eingesetzt werden kann. Knochenmetastasen können bei fortgeschrittenen Tumoren der weiblichen Brust und der männlichen Prostata auftreten.

Ursprünglich wurde die Samariumtherapie zur Bekämpfung von Schmerzen eingesetzt, bis sich herausstellte, dass bei wiederholter Anwendung nicht nur die Schmerzen, sondern auch die Knochenmetastasen zurückgehen. Die Samariumtherapie kann eine sinnvolle Ergänzung zu der Therapie mit Bisphosphonaten (⇨ 53) sein.

Die Behandlung kann ambulant durchgeführt werden. Vor Beginn sollten ein Knochenszintigramm und ein Blutbild erstellt werden, um den Verlauf der Therapie kontrollieren zu können.

Die Behandlung wird alle drei Monate wiederholt und sollte sich über den Zeitraum eines Jahres erstrecken.

 Universitätsklinik für Nuklearmedizin, Prof. Dr. H. Sinzinger, Währinger Gürtel 18-20, A-1090 Wien, Tel. 0043-1-404005533

Hilfe bei Nebenwirkungen

Trotz aller Fortschritte lassen sich Nebenwirkungen der Strahlentherapie nicht völlig vermeiden. Die meisten Nebenwirkungen bestehen nur vorübergehend. Ihre Art und ihr Ausmaß hängen davon ab, welche Körperteile bestrahlt werden und welche Strahlendosis verabreicht wird. Auch individuelle Faktoren spielen eine Rolle.

Als mögliche Nebenwirkungen bei Strahlentherapie treten auf

- Schädigungen der Haut und der Schleimhäute zum Teil mit Entzündungen,
- Funktionsstörungen der Organe im Bestrahlungsbereich,
- bleibende Schäden an Organen im Bestrahlungsbereich,
- Schädigung des Blutbildes,
- Müdigkeit und Erschöpfung.

Durch geeignete Vorbeugungsmaßnahmen lassen sich Nebenwirkungen verhindern oder zumindest einschränken.

Wie nach einem zu langen Sonnenbad rötet sich die Haut durch Bestrahlung und sollte darum mit Kamillenpuder gepflegt werden. Kamillenpuder spielt in der therapiebegleitenden Hautpflege als Bestrahlungspuder ein wichtige Rolle, denn der Kamillenwirkstoff heilt und pflegt die Haut. Sehr hilfreich kann eine mit steriler Wundkompresse als Umschlag angewandte Urticaria- und Arnika-Essenz (Combudoron®-Flüssigkeit) sein.

Im Verlauf der Therapie und noch lange danach werden Hautschuppen abgestoßen, was aber nicht weiter besorgniserregend ist. In seltenen Fällen kommt es zu Abschilferungen und zu nässenden Wunden, die behandelt werden sollten. Dazu eignen sich Emulsionen und Lotionen, Kaliumpermanganatlösung oder Borwasser. Auf entzündete Stellen kann reines Vitamin E aufgetragen werden; in schwereren Fällen kann eine Kortisonsalbe nach Rücksprache mit dem Arzt helfen.

Ein Verlust von Elastizität und Geschmeidigkeit der Haut kann mit unparfümierten Hautpflegemitteln behoben werden. Die Haut sollte möglichst oft frischer Luft ausgesetzt und nur mit lauwarmem Wasser und eventuell einer milden Seife gereinigt werden. Man sollte weder im Meer noch in gechlortem Wasser baden, bis die Beschwerden abgeklungen sind.

Da bei einer Strahlentherapie freie Radikale in großer Menge entstehen, kann es zu schmerzhaften und langwierigen Entzündungen an den Schleimhäuten kommen, die gar nicht direkt der Bestrahlung ausgesetzt waren.

Nebenwirkungen werden verringert, wenn begleitend zur Behandlung Selen (⇨ 122) eingenommen wird, etwa in Form von Trinkampullen oder als Selen-Hefe-Tabletten. Auch die höher dosierte Einnahme der Vitamine A, C, E (⇨ 118 ff.) wirkt Schleimhautschäden entgegen. Zinkorotat (⇨ 124) ist ebenfalls hilfreich und beugt Hautschäden vor.

Besondere Pflege braucht während und nach der Bestrahlung die Mundschleimhaut, denn hier können wunde Stellen auftreten. Man kann die Mundschleimhaut auch schon vorsorglich mit Panthenollösung spülen oder Salbeitee trinken. Das homöopathische Mittel Traumeel® hat sich als Trinkampulle zur örtlichen Behandlung bewährt.

Besonders angenehm ist die kühlende Wirkung von Eis. Auch Milch schützt die Schleimhäute.

Wenn die Mundschleimhaut wund ist, kann die Nahrung püriert werden. Außerdem sollte man viel trinken, auf zahlreiche kleine Mengen verteilt. Es können mindestens zwei Liter am Tag sein.

Alkohol jedoch sollte nicht getrunken werden und auch Rauchen greift die Schleimhäute weiter an.

In seltenen Fällen kann es zu Spätschäden einer Bestrahlung kommen. Sie treten erst Monate nach der Behandlung auf. Dies ist vor allem nach intensiven Bestrahlungen der Hals- und Rachenregion, der Lunge, des Bauchraums und des Unterleibs möglich. In diesen Bereichen können Vernarbungen entstehen, Schleimhäute verbacken miteinander, Gewebe kann sich nachträglich entzünden oder zerfallen, Geschwüre und Fisteln können sich bilden.

 Broschüre „Chemo- und Strahlentherapie: Nebenwirkungen lindern und verhindern", GfBK, Tel. 06221-138020, www.biokrebs.de

 Schmidt, Friedrich Wilhelm (1999) Strahlentherapie: Was Patienten wissen sollten. Haug

Chemotherapie

Allgemeines zur Chemotherapie

Neben Operation und Strahlentherapie ist die Chemotherapie die dritte Säule der Krebsbehandlung. Bei der Chemotherapie werden chemische, mineralische oder pflanzliche Substanzen eingesetzt, die die Zellteilung hemmen. Da sie viele unangenehme Nebenwirkungen haben, wird eine sehr kontroverse und zum Teil emotionale Diskussion um diese Therapieform geführt.

 In Anbetracht ihrer Nebenwirkungen ist eine gründliche Information über Sinn und Zweck einer Chemotherapie unabdingbar. Die Entscheidung zu einer Chemotherapie sollte nicht auf Grund von Druck seitens der Ärzte erfolgen anhand statistischer Daten und Wahrscheinlichkeitsrechnungen, die schwer überprüfbar sind.

Zum Einsatz kommen verschiedene Gruppen von Zytostatika. Diese Mittel verhindern oder verzögern die Zellteilung. Da Krebszellen sich schneller teilen als gesunde ist die Wirkung dieser Mittel auf Tumorzellen größer als auf gesunde Zellen, doch die Unterschiede zwischen gesunden und Krebszellen reichen nicht aus, um eine Chemotherapie ausschließlich auf den Tumor zu richten. Von den Nebenwirkungen einer Chemotherapie sind besonders solche Zellen betroffen, die sich ebenfalls häufig erneuern und teilen, wie

- die Zellen des Knochenmarks, in denen Blutkörperchen und Abwehrzellen gebildet werden,
- die Zellen der Schleimhäute,
- die Zellen der Haarwurzeln.

Darüber hinaus ist nicht sicher, dass Tumorzellen tatsächlich auf die Chemotherapie reagieren, denn sie können resistent sein oder bei einer wiederholten Therapie nicht mehr reagieren (⇨ 42). Darum werden oft verschiedene Mittel kombiniert.

Die Wirksamkeit einer Chemotherapie soll nach den ersten Behandlungen überprüft werden, um sie abbrechen zu können, wenn der Tumor nicht auf sie anspricht. Auch das Blutbild wird während der Therapie ständig kontrolliert, damit bei starken Verschlechterungen die Dosis sofort verringert oder die Pause bis zur nächsten Infusion verlängert werden kann.

Die verschiedenen Gruppen der Zytostatika sind:

- Alkylanzien, die bewirken, dass sich der genetische Code einer Zelle verändert und nicht mehr gelesen werden kann;
- Antimetabolite, die verhindern, dass DNA aufgebaut werden kann;

▓ Antibiotika, die ebenfalls die Zellteilung stören;

▓ Taxane, die aus Eibenrinde gewonnen werden (⇨ 43).

Gute Erfolge hat die Chemotherapie bei Leukämie, lymphatischen Krebsarten und Hodenkrebs. In vielen Fällen kommt sie nur als unterstützende Behandlung in Frage. Sehr wenig wirksam ist eine Chemotherapie in der Regel bei Krebs der Speiseröhre, der Schilddrüse und der Bauchspeicheldrüse, bei Gallenwegs-, Leber- und Nierenkrebs, bei Blasenkrebs und bei Krebs der Lunge und der Haut. Auch bei Brustkrebs in fortgeschrittenem Stadium sind die Wirkungen eher fraglich.

Zytostatika haben sicherlich eine Daseinsberechtigung und können einigen Krebskranken helfen, gezielt ihre Erkrankung anzugehen.

Obwohl Ärzte ebenso wie Laien die lebensverlängernde Wirkung der Chemotherapie für selbstverständlich halten, gibt es keinen Hinweis, dass sie diese Wirkung tatsächlich außer bei den obengenannten Krankheitsbildern in nennenswertem Ausmaß hat. Die Verkleinerung eines Tumors wird häufig mit einer Lebensverlängerung gleichgesetzt.

Trotz zahlreicher Studien zur Chemotherapie gibt es kaum welche, in der ein Zugewinn an Lebensqualität nachgewiesen wurde, obwohl Befürworter dieser Therapieform argumentieren, sie sei leidensvermindernd und krankheitsverzögernd.

 Die Entscheidung für oder gegen eine Chemotherapie sollte gut überlegt werden, am besten zusammen mit einem Arzt, der sowohl schulmedizinische als auch immunbiologische Therapieverfahren kennt und einschätzen kann.

Bei der Chemotherapie kommen immer wieder Einzelfälle vor, in denen die Therapie sehr gut wirkt, auch wenn dafür eine starke Einschränkung der Lebensqualität in Kauf genommen werden muss. Dies ist wichtig zu beachten, denn Mittel gegen Übelkeit und Erbrechen oder Wachstumsfaktoren (⇨ 52) können die Nebenwirkungen zwar erleichtern, aber nicht beseitigen.

 Moss, Ralph W. (1997) Fragwürdige Chemotherapie
Entscheidungshilfen für die Krebsbehandlung. Haug

 www.krebsinformation.de
www.biokrebs.de

Chemosensitivitätstest

Chemotherapie ist nicht bei jedem Patienten und nicht zu jeder Zeit gleichmäßig wirkungsvoll, denn Krebszellen reagieren von Patient zu Patient unterschiedlich, und zwar auch bei der gleichen Krebsart. So gibt es Krebsarten, bei denen die Hälfte der Patienten nicht auf die Therapie anspricht, die schweren Nebenwirkungen aber trotzdem ertragen werden müssen. Außerdem wirkt sich jede Chemotherapie nachteilig auf das Immunsystem aus, das im Gegenteil eigentlich gestärkt werden müsste, um die körpereigene Krebsabwehr zu gewährleisten.

Es kann auch vorkommen, dass Krebszellen resistent gegen ein Mittel werden. Wenn eine Chemotherapie wiederholt werden muss, wird dann plötzlich offensichtlich, dass sie bei dem Patienten oder der Patientin nicht mehr wirkt.

Es wäre demnach sehr wünschenswert, wenn sich zuverlässig vorhersagen ließe, ob eine Chemotherapie den Tumor, den sie vernichten soll, auch tatsächlich vernichten kann. Für Antibiotika ist ein solches Verfahren schon längst üblich.

Für die Behandlung von Brust- und Eierstockkrebs gibt es inzwischen Verfahren, mit denen sich vor Beginn feststellen lässt, ob die Krebszellen auf die Behandlung ansprechen werden. Auch für Lungen- und Darmkrebs werden zur Zeit Testverfahren entwickelt, um Vorhersagen über die Wirksamkeit einer geplanten Chemotheapie machen zu können.

 Die Zuverlässigkeit der Vorhersage einer Chemosensitivitätstestung liegt bei Brust- oder Eierstockkrebs zwischen ungefähr 80% und 90%, das heißt: Ein vorher auf individuelle Wirksamkeit getestetes Mittel wirkt dann auch mit sehr großer Wahrscheinlichkeit.

Dieser Chemosensitivitätstest, der die Empfindlichkeit des Tumorgewebes auf ein chemotherapeutisches Mittel testet, wird mit einer kleinen Gewebeprobe im Labor durchgeführt. Man kann auch mehrere Zytostatika testen, um zu ermitteln, welches am besten wirkt.

Chemosensitivitätstests werden heute bereits in einer ganzen Reihe von Universitätskliniken durchgeführt.

 Institut für Pharmazie der Freien Universität Berlin, Prof. Dr. H. R. Maurer, Kelchstr. 31, 12169 Berlin, Tel. 030-770000454

 http://www.mamazone.de
http://www.biokrebs.de

Eibe = eine natürliche Chemotherapie?

Anfang der neunziger Jahre wurden Taxane als Zytostatika in die Chemotherapie zur Behandlung von Krebs international eingeführt. Taxol® (Paclitaxel), das aus der Pazifischen Eibe gewonnen wird, hat sich dabei schnell zum führenden Präparat entwickelt. Es wurde im Zuge eines systematischen Suchprogramms entdeckt und wird inzwischen standardmäßig bei Eierstock-, Brust- und Bronchialkrebs eingesetzt.

Die Entdeckung reicht bis in die sechziger Jahre zurück. Seit seiner Einführung 1994 hat es sich schnell zum Marktführer unter den Zytostatika entwickelt. Es liegen zwar über 6000 Veröffentlichungen zu diesem Mittel vor, doch es handelt sich dabei überwiegend um vorklinische Untersuchungen, die nur begrenzt Rückschlüsse auf den Patienten erlauben.

Der renommierte Arzneimittelbrief hat in seiner Ausgabe Nr. 33 von 1999 festgestellt, dass mit diesem Mittel dreistellige Millionenumsätze gemacht werden, ohne dass klar sei, ob wirklich beweiskräftige Daten existieren. Die beträchtlichen Nebenwirkungen sind ausgeprägter als bei anderen Zytostatika.

Kritische Stimmen äußern ferner, dass es sich bei Paclitaxel zwar unumstritten um ein wirksames Zytostatikum handele, weil es so intensiv wie bisher verwendete Mittel wirke – es erweise sich gegenüber diesen anderen Mitteln jedoch nicht als überlegen.

Der Eibenwirkstoff, der inzwischen halbsynthetisch hergestellt werden kann, was die Pazifische Eibe und die in ihr lebenden Tierarten möglicherweise vor dem Aussterben bewahrt, hat wie jedes Zytostatikum erhebliche Nebenwirkungen.

Dazu gehören

- Überempfindlichkeitsreaktionen,
- Schädigungen des Herzens,
- Schädigungen des Knochenmarks,
- Schädigung der Nerven,
- Haarausfall.

Der Wirkstoff unterscheidet sich von herkömmlichen Mitteln damit kaum hinsichtlich Wirkung und Nebenwirkungen.

Es gibt jedoch auch Untersuchungen, die zeigen, dass Eierstockkrebs, der ansonsten auf keine Behandlung ansprach, bei Paclitaxel empfindlich reagierte und in fast einem Drittel der Fälle erfolgreich behandelt werden konnte.

Regionale Chemotherapie

Die regionale Chemotherapie ermöglicht eine erhöhte Wirkung von Zytostatika auf den Tumor bei einer gleichzeitigen Minderung der Nebenwirkungen auf den gesamten Organismus. Vermeiden lassen sich Schäden am Blutbild, Schleimhautentzündungen und Haarausfall. Die regionale Chemotherapie kann bei bestimmten Krebsarten in fortgeschrittenem Stadium angezeigt sein.

Mit dieser Therapieform kann ein Gewinn an Lebensdauer erreicht werden. Größere Geschwülste werden verkleinert und können dann leichter operiert werden. Beschwerden können gelindert und in bestimmten Fällen kann die Funktion eines Organs erhalten werden. In Ausnahmen ist auch eine Heilung möglich. Die Behandlung ist technisch allerdings aufwendig und für den Patienten belastend.

Das erkrankte Organ wird vom Blutkreislauf abgehängt und durch eine Herz-Lungen-Maschine versorgt. Dem von außerhalb zugeführten Blut werden hochdosierte Zytostatika zugemischt. Danach werden die Blutgefäße des Tumors mit einer speziellen Methode verschlossen, damit das Zellgift im Tumor bleibt und nicht in den Körper hinausgeschwemmt wird.

 Anwendbar ist diese Methode vor allem, wenn der Tumor begrenzt ist und sich noch keine Metastasen gebildet haben. Der Patient muss sich außerdem in einem ausreichend guten Allgemeinzustand befinden.

Eine relativ gute Erfolgsaussicht besteht bei Leberkrebs oder bei Krebs des Bindegewebes an Armen und Beinen. Begrenzte Erfolge wurden beobachtet bei Krebs im Beckenraum, auch bei Blasenkrebs und Krebs der Bauchspeicheldrüse, bei Brustkrebs und bei Tumoren im Hals und Kopfbereich.

Die Behandlung verlangt einen Klinikaufenthalt von ungefähr einer Woche. Sie kann bei Leberbehandlung sehr schmerzhaft sein, auch Übelkeit und Erbrechen lassen sich nicht vermeiden.

Sie wird in einigen Universitätskliniken durchgeführt, auch die Asklepsios-Paulinen-Klinik in Wiesbaden ist auf diese Behandlung spezialisiert.

 Asklepios-Paulinen-Klinik, Onkologische Chirurgie, Prof. Dr. K. R. Aigner, Geisenheimer Str. 10, 65197 Wiesbaden, Tel. 0611-8472431

Hochdosis-Chemotherapie

Die Hochdosis-Chemotherapie ist sehr kritisch zu beurteilen. Hier werden Zytostatika so hoch dosiert, dass von vornherein eingeplant wird, auf Grund des zerstörten Knochenmarks eine Stammzelltherapie ($\Rightarrow$ 51) anschließen zu müssen. Während diese Therapieform bei Erkrankungen des blutbildenden Systems durchaus angezeigt sein kann, ist ihr Einsatz bei fortgeschrittenem Brustkrebs oder anderen fortgeschrittenen Krankheitsbildern sehr in Frage zu stellen.

Die Patientinnen gehen mit dieser aggressiven Chemotherapie ein hohes Risiko ein und der therapeutische Nutzen ist eher ungewiss. In Deutschland darf diese Therapie nur in Studien versuchsweise angewandt werden, nicht in der Routinebehandlung.

Bisherige Erfolgsergebnisse zur Hochdosis-Chemotherapie bei fortgeschrittenem Brustkrebs aus Südafrika stellten sich 2000 als gefälscht heraus. In den USA sind die Ergebnisse umstritten, denn Untersuchungen ergaben, dass die Ergebnisse bei einer Hochdosis-Chemotherapie nicht besser sind als bei einer konventionellen Form der Chemotherapie.

Die Therapie ist mit erheblichen Nebenwirkungen verbunden. Sie treten entsprechend der mehrfach höheren Dosierung in viel stärkerer Form auf. Zusätzlich kommt es zu Einschränkungen des Wahrnehmungsvermögens, und Leukämien können auftreten. Möglich sind Schäden an Lunge, Herz, Niere, Leber, Darm, Nervensystem, Knochenmark, Keimdrüsen, Haut und Muskulatur. Es können sich Störungen der Sexualfunktionen, des Zuckerstoffwechsels, des Geschmackssinnes und der Psyche einstellen.

In der Phase zwischen Abschluss der Chemotherapie und erfolgreich abgeschlossener Stammzelltherapie mit neu aufgebautem Knochenmark besteht ein sehr hohes Risiko, an Infektionen zu erkranken und diese nicht abwehren zu können.

 http://www.ralphmoss.com

Hilfe bei Nebenwirkungen

Trotz aller Bemühungen um eine bessere Veträglichkeit der aggressiven Zellgifte, die bei der Chemotherapie verwendet werden, lassen sich Nebenwirkungen nicht vermeiden. Sie sind erheblich schwerer als Nebenwirkungen bei einer korrekt durchgeführten Strahlentherapie. Bei beiden Therapieformen werden jedoch freie Radikale in großer Zahl erzeugt und das Immunsystem geschwächt, beide greifen die Schleimhäute an und führen zu Müdigkeit und Erschöpfung. Zur Milderung dieser Radikalschäden ist die frühzeitige Gabe von Radikalenfängern (⇨ 117) sinnvoll. Da die Medikamente über den Blutkreislauf in den gesamten Körper gelangen, wirken sie sich auf den ganzen Organismus und alle Zellen aus, nicht nur auf die abzutötenden Tumorzellen.

Neben den bereits genannten Nebenwirkungen kommt es häufig zu schweren Schädigungen des Blutbildes, zu Übelkeit, Erbrechen und Verdauungsstörungen, zu chronischen Organschäden und zu Haarausfall. Diese möglichen Nebenwirkungen treten nicht immer auf, und manche Patienten vertragen eine Chemotherapie besser als andere.

Eine Schädigung des Blutbildes, wie sie bei der Chemotherapie auftritt, bedeutet, dass die Zahl der weißen Blutkörperchen sinkt, die Immunabwehr geschwächt wird und Infektionen vermehrt auftreten.

 Der Schädigung des Blutbildes kann beispielsweise durch die rechtzeitige Gabe von Echinacin oder anderen Immunmodulatoren entgegen gewirkt werden.

Eine Folge kann auch sein, dass zu wenig Zellen gebildet werden, die die Gerinnungsfähigkeit des Blutes sichern, sodass es zu Blutungen kommt. Schließlich geht auch die Zahl der roten Blutkörperchen zurück, die für den Sauerstofftransport zuständig sind. Müdigkeit, Erschöpfung, sogar Atemnot können sich einstellen. In der Klinik wird versucht durch die Anwendung von Wachstumsfaktoren (⇨ 52) diesen Symptomen entgegenzuwirken. Wie schnell sich das blutbildende System von den Folgen der Therapie erholt, hängt von deren Dauer und Intensität ab. Bei einer leichten, nur ergänzenden Chemotherapie dauert es einige Wochen, bei einer intensiven Therapie möglicherweise Jahre.

Mit Präparaten auf pflanzlicher Basis wie Mistelextrakten (⇨ 90, 92) oder auf tierischer Basis wie Thymus oder Milz (⇨ 70) können Schädigungen des Immunsystems deutlich eingeschränkt und die körpereigene Krebsabwehr angeregt werden.

Die Immunmodulation kann unterstützt werden durch die Einnahme von Enzymen (⇨ 129), milchsaurer Produkte, wie Brottrunk® zur Unterstützung der Darmflora (⇨ 114) und durch eine Sauerstofftherapie (⇨ 76).

Die Behandlung mit Mistel- oder Organpräparaten sollte schon zwei Wochen vor der Chemotherapie beginnen. Die Präparate sollten kurz vor und unmittelbar nach der Chemotherapie nicht gegeben werden, Vitamine und Selen dagegen können täglich zugeführt werden.

Die Präparate, die bei einer Chemotherapie verwendet werden, reizen das Brechzentrum im Gehirn. Die Beschwerden reichen von Übelkeit bis zu Brechreiz über Stunden. Als homöopathische Einzelmittel können **Tabaccum C30** oder **Nux vomica C30**, mehrmals drei bis vier Globuli genommen werden. In der Klinik werden dagegen so genannte Antiemetika wie Zofran® gegeben. Diese Mittel gegen Übelkeit und Erbrechen wirken nicht bei jedem.

Grundsätzlich sollte man vor der Behandlung nur eine sehr leichte Mahlzeit zu sich nehmen und keine Süßigkeiten essen. Düfte wie Lavendel oder Anis können den Brechreiz dämpfen. Entspannungsübungen (⇨ 152, 156) können helfen, oder auch Musik, Lesen, Gespräche. Während und vor allem nach der Behandlung sollte man viel trinken, um die Ausscheidung der schädigenden Medikamente zu beschleunigen. Grüner Tee (⇨ 100), Lapacho-Tee (⇨ 101), Rooibos-Tee (⇨ 102) oder Pflanzensäfte aus Mariendistel oder Benediktinerkraut eignen sich hier besonders gut.

Die Schleimhäute im Darm und in den ableitenden Harnwegen werden durch die Therapie geschädigt, was zu Verdauungsstörungen und Harnwegsinfektionen führen kann. Schonkost (⇨ 110), viel trinken und Sitzbäder schaffen Erleichterung.

Gegen Haarausfall kann man wenig tun. Die Zellen an der Haarwurzel gehören zu den sich schnell teilenden Zellen und werden darum stärker von den Zytostatika angegriffen. Nach Abschluss der Chemotherapie wachsen die Haare wieder, eventuell sogar kräftiger als vorher. Vorbeugende Behandlungen mit Eiskühlung (Eishauben) oder lokalen Thymus-Haarwasseranwendungen können den Haarausfall meist nur mildern.

Broschüre „Chemo- und Strahlentherapie: Nebenwirkungen lindern und verhindern", GfBK, Tel. 06221-138020, www.biokrebs.de

Hormontherapie

Eine Hormontherapie wird vor allem bei Brustkrebs, bei einigen Arten von Gebärmutterkrebs und bei Prostatakrebs angewandt. Diese Form der Therapie fördert nicht die Hormonbildung, sondern soll sie im Gegenteil spezifisch hemmen. Sie ist daher eine Anti-Hormontherapie.

Tamoxifen hemmt das krebsfördernde Hormon Östrogen, das in vielen Fällen verantwortlich ist für die Entstehung von Brustkrebs. Es wird seit einiger Zeit auch vorbeugend gegen Brustkrebs gegeben, bevorzugt bei Patientinnen mit erblicher Disposition. Eine Prophylaxe bedeutet jedoch, den Körper auf Verdacht hin jahrelang mit Hormonen zu behandeln, ohne zu wissen, welche anderen Auswirkungen sich außerdem ergeben.

Inzwischen hat sich herausgestellt: Während Tamoxifen einerseits das Brustkrebsrisiko verringert, fördert es andererseits die Entstehung von Gebärmutterkrebs. Thrombosen und Lungenembolien nahmen zu.

Hormone steuern die Erneuerung und Reifung bestimmter Zellen. So werden einige Krebsarten durch die körpereigenen Hormone in ihrem Wachstum angeregt. Um Entstehung oder Wachstum von Krebszellen zu verhindern, werden diese spezifischen Hormone durch eine Operation oder durch Medikamente gehemmt.

Eine Operation kann nicht rückgängig gemacht werden. Störungen, die durch Hormonmittel verursacht werden, lassen dagegen nach, wenn das Mittel abgesetzt wird. Dieser Aspekt ist vor allem bei der Behandlung des Prostatakarzinoms wichtig, wo abhängig von Alter und Befundsituation eine Antihormontherapie sehr sinnvoll sein kann. Insgesamt werden Hormonmittel besser vertragen als andere Krebsmedikamente. Die Mittel werden entweder monatlich gespritzt oder täglich eingenommen. Bei Brustkrebs wird neben Tamoxifen, den so genannten GnRh-Analoga und Gestagenen seit kurzem eine neue Generation von Antihormonmitteln eingesetzt – die steroidalen Aromatasehemmer. Sie dürfen aber keinesfalls vor der Menopause gegeben werden. Ob sie wirklich eine Verbesserung der therapeutischen Möglichkeiten darstellen, wird gegenwärtig durch Studien geklärt. Eine andere Möglichkeit ist, Hormone unterstützend bei einer Krebstherapie zu geben, um Nebenwirkungen zu lindern.

http://www.krebsinformation.de

Weitere Ansätze in der klinischen Medizin

Zytokine

Zytokine sind Signalstoffe des Immunsystems. Zu ihnen zählen neben einigen Dutzend anderer Stoffe auch Interferon und Interleukin, Erythropoetin, Wachstums- und Tumornekrose-Faktoren.

Sie stehen heute für den klinischen Einsatz in großen Mengen zur Verfügung. In der Krebstherapie werden sie eingesetzt, um die Funktionstüchtigkeit des Immunsystems zu stärken. Sie haben vielfältige Wirkungen. Sie

- sollen die Abwehrzellen und Zellen des blutbildenden Systems aktivieren,
- können die Zellteilung hemmen,
- fördern das Auftreten von speziellen Signalsubstanzen (Markern) auf erkrankten Zellen, die vom Immunsystem daraufhin besser erkannt werden.

Zytokine werden oft in Kombination mit einer Chemotherapie, mit Hyperthermie oder bei einer Tumorimpfung angewandt. Als Nebenwirkungen können Mattigkeit und Fieber auftreten, die sich bei hoher Dosierung bis zu Kreislaufbeschwerden und Lungenödemen steigern. Bei einer Therapie mit Interleukin können Allergien auftreten, vor allem in Kombination mit Röntgenkontrastmitteln. Es kann sich auch eine Schilddrüsenunterfunktion entwickeln.

Die klinische Forschung im Zusammenhang mit den Zytokinen richtet sich besonders auf die Verminderung von Nebenwirkungen sowie auf eine verbesserte Wirksamkeit und Verträglichkeit einer kombinierten Chemo-Immuntherapie.

Bei bestimmten Arten von Nieren-, Blut- und Hautkrebs wurden gute therapeutische Ergebnisse beobachtet, dennoch bietet sich im Gesamtüberblick ein eher uneinheitliches Bild hinsichtlich der zuverlässigen Verwendbarkeit dieser Wirk- und Signalstoffe.

Derzeit werden Zytokine vorwiegend in klinischen Studien verabreicht, sind aber nur bedingt zugelassene Therapiemethoden. Sie werden nicht als Medikamente eingenommen, sondern in die Vene oder unter die Haut gespritzt. Sinnvoller sind aber vermutlich Methoden, die den Körper selbst zur Bildung von Zytokinen anregen. Die Bildung dieser körpereigenen Stoffe wird beispielsweise durch eine Mistel- oder Thymustherapie und andere pflanzliche oder tierische Immunstimulanzien angeregt.

 http://www.krebsinformation.de

Antikörper

Antikörper werden von den Plasmazellen des Körpers gebildet um Krankheitserreger abzuwehren. Es werden viele verschiedene Arten von Antikörpern hergestellt, und eine Art ist jeweils ausschließlich auf die Erkennung eines Erregers spezialisiert, auf dessen Oberfläche er sich festheftet. Killerzellen des Immunsystems können die so markierten Zellen anschließend vernichten.

Monoklonale Antikörper können künstlich hergestellt werden und haben alle einen identischen Zellkern. Man setzt sie in der Forschung und in der Medizin ein, wo sie im Bereich der Diagnostik unentbehrlich sind. Zur Feststellung einer Krebserkrankung können Zellteile in Gewebeproben markiert und sichtbar gemacht werden, wodurch sich ein viel genaueres Bild als unter dem Mikroskop ergibt. Auch Tumormarker werden mit Hilfe monoklonaler Antikörper aufgespürt.

In der Krebstherapie versucht man, Antikörper als Transportmittel für zellschädigende Substanzen zu verwenden. Ein Mittel zur Behandlung von Darmkrebs mit Lymphknotenbefall nach operativer Tumorentfernung (Panorex®) wurde nach kurzer Zeit wieder vom Markt genommen, obwohl die klinischen Untersuchungsergebnisse bei Einführung dieses Mittels sehr vielversprechend schienen.

Ein Antikörper zur Behandlung von Brustkrebs ist Herceptin®. Es wird sowohl mit einer Chemotherapie kombiniert wie auch als Monotherapie verwendet. Es kann bei ungefähr einem Viertel aller Patientinnen mit Brustkrebs, bei denen eine Überexpression des HER-2-Gens vorliegt, die Prognose verbessern. Als Nebenwirkungen können Schmerzen, Herzbeschwerden, Atemnot und Schüttelfrost auftreten. Trotz möglicher gravierender Nebenwirkungen wird das Präparat in den Kliniken als Mittel mit guter Verträglichkeit empfohlen.

Ein radioaktiv angereicherter Antikörper wird derzeit versuchsweise an einer Klinik in den USA bei Hirntumoren eingesetzt.

Da es nur sehr wenige Merkmale gibt, die auf der Oberfläche einer Krebszelle und nicht auch auf anderen Zellen zu finden sind, gestaltet sich der therapeutische Einsatz geeigneter Antikörper schwierig. Außerdem ist stets damit zu rechen, dass der Organismus Abwehrreaktionen gegen die künstlich erzeugten Antikörper entwickelt. Dies gilt vor allem, wenn man sie in größeren Mengen einsetzt, wie es bei ausgedehnten Tumoren nötig wäre.

 http://www.krebsinformation.de

Stammzelltherapie

Bei einer hochdosierten Chemotherapie wird das blutbildende Knochenmark schwer geschädigt. Nach einer solchen Therapie muss das Knochenmark mit einer so genannten Stammzelltherapie wieder aufgebaut werden. Nur durch die Behandlung mit Stammzellen können heute gewisse extreme Formen der Chemotherapie ermöglicht werden.

Die für die Therapie benötigten Zellen werden dem Patienten vor Beginn der eigentliche Krebstherapie aus dem Knochenmark oder dem Blut entnommen. Die Entnahme aus dem Knochenmark ist sehr schmerzhaft und erfolgt unter Narkose.

 Für die Entnahme aus dem Blut müssen die Stammzellen erst vermehrt und aus dem Knochenmark ins Blut geschwemmt werden, was mit Hilfe von Wachstumshormonen geschieht oder mit Medikamenten, die auch bereits Krebszellen angreifen.

Die Entnahme selbst ist mit einer Blutspende vergleichbar, erstreckt sich aber über mehrere Stunden. Stammzellen aus dem Blut vermehren sich und reifen schneller als Stammzellen, die dem Knochenmark entnommen wurden. Bei Kindern kann auch Blut aus der Plazenta oder der Nabelschnur verwendet werden. Als weitere Möglichkeit können die Stammzellen einem fremden Spender entnommen werden. Sie müssen dann aber wie bei einer Bluttransfusion oder einer Transplantation auf Verträglichkeit geprüft werden.

Die Stammzellen werden tiefgefroren konserviert. Zwei Tage nach Abschluss der hochdosierten Chemotherapie werden die wieder angewärmten Stammzellen in die Vene geleitet. Von dort finden sie den Weg ins Knochenmark.

Nach zwei bis drei Wochen setzt die Produktion eigener Blutzellen ein. Die Zeit bis dahin ist für den Patienten sehr gefährlich. Er braucht eventuell Bluttransfusionen und muss vor Infektionen bewahrt werden. Gegebenenfalls wird eine sofortige Antibiotikatherapie notwendig.

Als Nebenwirkungen können Hautausschläge, Durchfall und Gelbsucht auftreten. Es kann viel Zeit vergehen, bis sich die Blutwerte normalisieren.

 Delbrück, Hermann (2000) Knochenmark- und Stammzelltransplantation nach Krebs – Rat und Hilfe für Betroffene und Angehörige. Kohlhammer

 http://www.krebsinformation.de

Wachstumsfaktoren

Wachstumsfaktoren sind körpereigene Botenstoffe, die auch zu den Zyto-kinen (⇨ 49) zählen und bestimmte Zellen zur Teilung und Vermehrung anregen.

Blutbildende Wachstumsfaktoren werden angewandt, um eine durch die Strahlen- oder Chemotherapie entstandene Blutarmut zu bekämpfen. Es handelt sich bei diesen Wachstumshormonen um Zucker-Eiweiß-Verbindungen, die sich auch chemisch herstellen lassen, sodass sich eine Vielzahl dieser Stoffe als Medikamente einsetzen lassen.

Für die Bildung und Ausreifung der roten Blutkörperchen ist der Faktor **Erythropoetin** von entscheidender Bedeutung, andere Wachstumshormone regen die Bildung der weißen Blutkörperchen oder der Zellen an, die für die Blutgerinnung zuständig sind.

Wie die Stammzelltherapie ist auch die Behandlung mit Wachstumsfaktoren eine mögliche Unterstützung der Strahlen- oder Chemotherapie, indem sie Folgen dieser konventionellen Therapieformen begrenzt oder ausgleicht.

Eine krebshemmende Wirkung haben die Wachstumshormone nicht. Sie werden bei der Hochdosis-Chemotherapie eingesetzt und man versucht, die Pausen bei normal dosierten Chemotherapien durch Einsatz von Wachstumsfaktoren zu verkürzen. Dadurch soll die Bekämpfung bestimmter Tumoren intensiviert werden.

Man kann sie außerdem einsetzen, um das Infektionsrisiko nach Chemotherapie zu vermindern. Da die weißen Blutkörperchen durch die krebshemmenden Mittel an ihrer Teilung und Vermehrung gehindert werden, ist das Immunsystem geschwächt und der Patient ist infektionsanfällig.

Eine weitere Möglichkeit des Einsatzes von Wachstumsfaktoren liegt in der Vorbereitung einer Stammzelltherapie.

Nebenwirkungen sind beim Einsatz von Wachstumsfaktoren nicht ausgeprägt, Kopfschmerzen und grippeähnliche Symptome sind möglich.

 http://www.krebsinformation.de

Bisphosphonate

Manche Krebsarten wie beispielsweise Brustkrebs bilden früh Knochenmetastasen aus. Durch diese Metastasen wird Knochensubstanz vernichtet.

Im gesunden Knochenstoffwechsel besteht ein Gleichgewicht der Funktionen von knochenbildenden und knochenabbauenden Zellen. Da ein Tumor Knochensubstanz vernichtet, müssen die knochenabbauenden Zellen in ihrer Aktivität gebremst werden, um den knochenaufbauenden Zellen einen Vorteil zu verschaffen.

Bisphosphonate sind Substanzen, die ins Knochengewebe aufgenommen werden und dort die Zellen hemmen, die für den geregelten Knochenabbau zuständig sind. Sie sind synthetische Phosphorverbindungen, die auch in den Knochen eingebaut werden und dort über Jahre verbleiben.

Bisphosphonate können sowohl bei Osteoporose wie auch in der Krebsbehandlung sinnvoll eingesetzt werden. Sie scheinen sogar schadhafte Stellen reparieren zu können, und zum Teil wird die Bildung von Knochenmetastasen verlangsamt.

Es gibt verschiedene Präparate auf dem Markt; für alle gibt es sehr strenge Einnahmeregeln, denn sie können die Speiseröhre schädigen. Man muss ein oder zwei Tabletten auf nüchternen Magen unzerkaut mit viel Leitungswasser schlucken, darf danach für zwei Stunden nichts essen und darf sich auch nicht hinlegen, damit nichts in die Speiseröhre zurückläuft. Als Einleitungstherapie und zur besseren Aufnahme der Präparate werden häufig Infusionen gegeben.

 Bisphosphonate dürfen nur in Rücksprache mit einem Arzt genommen werden. Wenn zu wenig Kalzium im Blut vorhanden ist, oder wenn der Patient an schweren Nierenfunktionsstörungen leidet, muss auf sie verzichtet werden.

Erste Ergebnisse sprechen dafür, dass man Bisphosphonate vorbeugend gegen Knochenmetastasen verwenden kann, allerdings sollten diese chemischen Phosphorverbindungen nur mit mehrwöchigen Pausen und nicht über mehr als drei Jahre eingenommen werden.

Als Nebenwirkungen können Verdauungsstörungen und Muskelschmerzen auftreten.

 http://www.krebsinformation.de

Angiogenese-Blocker

Schon ein winziger Tumor von einem Millimeter Größe muss an das Blutsystem angeschlossen werden, um mit Sauerstoff und Nährstoffen versorgt zu weden. Dazu schüttet er Stoffe aus, die dafür sorgen, dass vom bestehenden Gefäßsystem Adern in den Tumor einwachsen. Dieser Prozess heißt Angiogenese.

Wenn man diesen Prozess stoppen kann, wird der Tumor nicht mehr durchblutet. Er wird am Wachstum gehindert, und wird günstigstenfalls von jeglicher Blutversorgung abgeschnitten, sodass er verschwindet.

Darum richtet sich die Forschung vermehrt auf Stoffe, die dazu eingesetzt werden können, den Tumor daran zu hindern, eigene Blutgefäße auszubilden.

Über die neu entstandenen Wege wird der Tumor aber nicht nur versorgt, sondern es können außerdem Tumorzellen in die Blutbahn gelangen und Metastasen bilden. Da die Entstehung von Metastasen in erster Linie von der Angiogenese abhängt, wäre eine Blockierung der Angiogenese ein großer Erfolg.

In Tierexperimenten ist die Wirksamkeit von Stoffen, die dazu in der Lage sind, bei Lungenkrebs bereits nachgewiesen. In Freiburg gibt es auch schon eine klinische Studie, bei der vor allem die Verträglichkeit eines neuentwickelten Antiangiogenese-Blockers geprüft wird. Erste Ergebnisse zeigen, dass die Tabletten gut vertragen werden, dass der Tumor zu wachsen aufhört und in einigen Fällen sogar zurückgeht. Demnächst wird eine europäische Studie mit SU5416 anlaufen, einem Stoff, mit dem in Amerika bereits ermutigende Ergebnisse bei Darmkrebs erzielt wurden.

 » http://www.tumorbio.uni-freiburg.de

Gentherapie

Gene sind das Erbgut des Organismus und bestimmen persönliche Eigenschaften wie Haar- oder Augenfarbe. Ein Gen ist ein Abschnitt auf der DNA. Obwohl der Bauplan des Menschen entschlüsselt scheint, sind noch längst nicht alle Gene in ihrer Funktion erforscht, auch ihre Zahl ist nicht bekannt. Bei Menschen liegt sie zwischen 50 000 und 100 000.

Gene tragen die Informationen, die es den Zellen ermöglichen, bestimmte Proteine zu bilden. Fehlerhafte Gene verursachen Kankheiten. So gibt es auch Gene, die bei der Entstehung von Krebs eine Rolle spielen.

Fortschritte in der Genforschung versprechen darum die Möglichkeit besserer Vorbeugung gegen Krebs.

 Die Gentherapie ist derzeit noch im Experimentierstadium. Man versucht, die fehlerhaften Gene in den Zellen gegen gesunde Gene auszutauschen.

Ein gentherapeutisches Verfahren wird bei Frauen mit Eierstockkrebs untersucht.

Eine andere Möglichkeit ist, die Krebszellen zur Selbstzerstörung anzuregen. Dabei wird ein Gen in die Tumorzellen eingeschleust, das ein bestimmtes Medikament für diese Zelle giftig macht. Das an sich harmlose Medikament wird bei dieser Methode für die genmutierte Zelle giftig, greift andere Zellen aber nicht an. Diese Methode hat man bereits bei Hirntumoren angewandt.

Eines der Probleme in der Gentherapie stellt sich durch das weitgehende Fehlen geeigneter Trägersysteme, um die Gene genau in die richtigen Zellen zu transportieren.

Die Gentherapie ist am weitesten im Bereich der Immunmodulation gediehen. Fast alle Studien in Deutschland versuchen Immun- und Gentherapie zu verbinden.

Derzeit ist die Gentherapie noch nicht weit genug ausgereift, als dass man im konkreten Fall seine Hoffnungen auf sie stützen könnte.

 http://www.krebsinformation.de

Schmerztherapie

Allgemeines zur Schmerztherapie

Krankheiten müssen nicht mit Schmerzen einhergehen – auch Krebs nicht. Man kann nahezu alle Krebskranken mit Hilfe geeigneter Maßnahmen von Schmerzen befreien.

Es ist nicht sinnvoll, Schmerzen heldenhaft zu ertragen. Schmerzen können ein Zeichen dafür sein, dass etwas nicht in Ordnung ist, und als Signal haben sie eine sinnvolle Funktion. Man wird durch Schmerzen auf eine Erkrankung aufmerksam und kann die Behandlung einleiten. Schmerzen können aber weiterhin bestehen, eine sinnvolle Funktion haben sie dann nicht mehr.

Schmerzen können ursächlich behandelt werden, wobei versucht wird, die Krankheit zu beseitigen, also beispielsweise den Tumor. Wenn es nicht möglich ist, die Ursache der Schmerzen zu beseitigen, kann man die Schmerzempfindung verringern.

Manche Menschen sind stärker schmerzempfindlich als andere, und außerdem empfindet man Schmerzen je nach guter oder schlechter Stimmung unterschiedlich stark, sodass Medikamente gegen Schlaflosigkeit oder Depressionen (⇨ 99) die Wirkung von Mitteln gegen chronische Schmerzen verbessern.

Man kann Schmerzen medikamentös gut in den Griff bekommen, aber nicht alle Ärzte nehmen die Klagen von Patienten über Schmerzen ernst genug. Deswegen kann es hilfreich sein, wenn nicht nur der Patient allein eine angemessene Schmerzbehandlung fordert, sondern wenn ihn Angehörige und Freunde bei dieser Forderung unterstützen.

 Die Weltgesundheitsorganisation hat Richtlinien ausgearbeitet, um Patienten das Recht zu gewährleisten, frei von Krebsschmerzen leben zu können. Opiate sind dabei starken Nervenschmerzen vorbehalten. Weil sie dem Betäubungsmittelgesetz unterliegen, scheuen Ärzte sich gelegentlich, sie zu verschreiben, obwohl sie nicht süchtig machen.

Schmerzkranke sind auf diese Mittel angewiesen. Ein körperliches, kein seelisches Bedürfnis verlangt diese Mittel, die nur dann zu Problemen führen, wenn man sie abrupt absetzt. Verringert man die Dosis schrittweise, sind keine Entzugserscheinungen zu befürchten.

Auch natürliche Cannabisprodukte (⇨ 105) oder Heilkräuterextrakte aus der traditionellen chinesischen Medizin (⇨ SPES 97) können sehr wirksam helfen.

Bei allen Schmerzen, ob stark oder schwach, sind Entspannungsübungen (⇨ 142) und physikalische Behandlungen angebracht. Dazu gehören Heilgymnastik, Massagen (⇨ 148), Bäder, Kälte- und Wärmebehandlung. Sie können die medikamentöse Schmerztherapie auch unterstützen.

Sinnvoll ist es, ein Schmerztagebuch zu führen. Hier trägt man nicht nur ein, ob, wann und in welcher Intensität Schmerzen auftreten, ob sie immer bestehen, ob sie mal stärker mal schwächer sind, sondern auch, ob und welche Schmerzmittel genommen wurden und ob es Dinge gibt, mit denen die Schmerzen nach eigenem Ermessen möglicherweise in Verbindung stehen.

Man sollte den Arzt von sich aus auf Schmerzen ansprechen oder das Schmerztagebuch vorzeigen, auch wenn er nicht danach fragt.

Immer noch werden Schmerzmittel in Deutschland bei Krebserkrankungen viel zu zurückhaltend verordnet.

Der Arzt kann sehr verschiedene Schmerzmittel anordnen, manchmal muss erst ausprobiert werden, welches Mittel am besten wirkt. Denn nicht nur die Schmerzempfindungen sind bei jedem Menschen unterschiedlich, auch die Schmerzmittel wirken nicht bei jedem gleich.

Starke Schmerzmittel müssen regelmäßig verabreicht werden, damit die Schmerzen gar nicht erst wieder auftreten. Nebenwirkungen von Schmerzmitteln wie Benommenheit, Appetitlosigkeit, Schwierigkeiten bei der Blasen- und Darmentleerung muss häufig mit weiteren Medikamenten begegnet werden.

Deutsche Schmerzliga e.V., Frankfurt/M, Tel. 069-29988075
Schmerztelefon des KID: 06221-422000 (Mo-Fr 13-17h)

http://www.dsl-ev.de
http://www.schmerzselbsthilfe.de

Spezielle Formen der Schmerztherapie

Die Akupunktur ist in der Zwischenzeit ein auch in vielen Schmerzambulanzen von Universitätskliniken angewandtes anerkanntes Verfahren, um möglichst nebenwirkungsarm Schmerzen zu bekämpfen.

Man kann Patienten mit starken Schmerzen auch eine Schmerzmitteldosis in Rückenmarksnähe injizieren, was den Vorteil hat, dass wesentlich geringere Mengen an Schmerzmitteln gebraucht werden.

Auch wenn ein Patient sehr starke Schmerzmittel benötigt, die in die Vene geleitet werden müssen, heißt dies nicht, dass er ans Bett gefesselt ist. Mit einer Medikamentenpumpe, die am Körper getragen wird, kann auf Knopfdruck jedes Mal, wenn ein Schmerzanfall auftritt, die richtige Dosis des Schmerzmittels über einen Venenkatheter abgegeben werden.

Man kann die schmerzleitenden Nerven auch blockieren oder durchtrennen. Bei sorgfältig ausgewählten Tumorschmerzarten können Blockaden von Nerven beziehungsweise Nervengeflechten eine wirksame Schmerzlinderung bis hin zur Schmerzfreiheit bieten. Da diese Verfahren aufwendig sind und zu erheblichen Komplikationen führen können, sollten sie nur an Tumorzentren mit angeschlossener Schmerzambulanz durchgeführt werden.

 Ein neues Verfahren der Schmerzbekämpfung wurde an der Universität Witten-Herdecke entwickelt: um Schmerzen, die durch einen Tumor verursacht werden, lokal zu bekämpfen, werden einige Milliliter reinen Alkohols in die unmittelbare Nähe des Tumors oder auch in das Tumorgewebe injiziert.

Bei dieser Methode muss keine Operation durchgeführt werden, vielmehr wird der Tumor mit langen Nadeln erreicht, deren richtige Position am Monitor kontrolliert wird.

In einigen Fällen wurde beobachtet, dass nicht nur die Schmerzen aufhörten, sondern dass auch der Tumor nicht mehr wuchs. Meistens sind die Patienten nach dieser Behandlung schmerzfrei, es kann jedoch auch vorkommen, dass die Schmerzen nur reduziert werden oder nach einiger Zeit wieder auftreten.

 Universität Witten-Herdecke, Institut für Mikrotherapie, Bochum, Tel. 0234-9780-200

 http://microtherapy.de

Rat einer spontangeheilten Patientin

„Wenn ich Menschen – und Menschen mit Krebs –
einen Rat geben kann, dann ist es dieser:

Lass Dich gehen, lass Deine Emotionen heraus, akzeptiere den Schmerz des Lebens, denke niemals, Schmerzen zu haben, sei nicht gut, suche nach einer Person, die Dir zuhört. Wenn Du Deine Verletztheit zeigst, wird es immer eine Person geben, die dies sieht und die Dir die Unterstützung gibt, die Du brauchst. Du wirst überrascht sein (zu erfahren), wer diese Person ist, aber fange bei Dir selbst an, laß von allem und habe keine Angst vor den Folgen, weil sie niemals so sein werden, daß Du sie nicht tragen kannst.

Sprich aus Deinem Herzen heraus und wenn dann etwas mit Deinem Körper schiefgeht, so wirst Du doch für eine Weile Du selbst gewesen sein. Dann fühlt sich das Leben viel besser und ehrlicher an. Vorsicht vor Menschen, die dies nicht akzeptieren, höre nicht auf sie, suche nach dem einen Menschen, der es tut. Dies kann Dir all die Kraft geben, die Du brauchst für alles, was kommt."

Biologisch-ganzheitlich alternative Verfahren

Diagnostik

Immundiagnostik: Hautstempeltest – Immunstatus – Lymphozytendifferenzierung – NK-Spezifitätstest – Mikronährstoffstatus

Der gesunde Organismus verfügt über ein komplexes Immunsystem, das ihn vor Keimen und Schadstoffen, die in den Körper eindringen, schützt. Ist dieses System gestört, wird ein Kranker trotz richtiger Therapie nicht gesund. Das Immunsystem ist außerdem in der Lage, kranke Zellen des eigenen Körpers zu erkennen und zu bekämpfen – das Immunsystem setzt sich also gegen Krebszellen zur Wehr.

 Tumore, aber auch aggressive Tumortherapien, hinterlassen deutliche Defekte im Immunsystem. Nach einer Strahlen- oder Chemotherapie sind die Lymphozyten häufig stark vermindert und sollten im darauf folgenden Vierteljahr wieder normalisiert werden.

Insbesondere nach einer Chemotherapie kann der Immundefekt lange Zeit bestehen. Daraus ergibt sich eine erhöhte Infektionsanfälligkeit. Das Immunsystem ist noch nicht in allen Einzelheiten erforscht, sicher ist nur, dass eine Vielzahl verschiedener Zellen zusammenarbeitet, und einige dieser Zellarten sind bekannt. Diese Zellen informieren sich gegenseitig durch Botenstoffe, so genannte Zytokine wie Interferon und Interleukin.

Durch Blutuntersuchungen im Labor, aber auch durch Funktionstests, bei denen Blutserum und Urin untersucht werden oder durch **Hautstempeltests** (Multitest immignost®), kann sich der Arzt einen Eindruck über den Zustand des Immunsystems verschaffen. Die Reaktion der Haut bei Stempeltests gibt Hinweise auf das individuelle Infektionsrisiko. Der Hauttest ist jederzeit wiederholbar und hat keinerlei Nebenwirkungen.

Über den Hauttest hinaus erlaubt ein **Immunstatus**, der anhand venösen Blutes erstellt wird, eine Differenzierung der Immunzellen, die verschiedene Untergruppen der weißen Blutkörperchen, insbesondere der **Lymphozyten** darstellen. Allerdings sind die Ergebnisse nicht immer zuverlässig, da insbesondere bei Krebs viele der weißen Blutkörperchen im Tumor ihre Arbeit tun und darum im Blut nicht nachweisbar sind. Außerdem sagt die reine Anzahl der verschiedenen Zellen noch nichts über ihre Funktionstüchtigkeit und ihr funktionelles Wechselspiel im Organismus aus. Auch hier gibt es aber inzwischen Tests, die das komplexe Zusammenspiel von Immunfaktoren im Reagenzglas nachvollziehen.

Die Labormedizin kann den Zustand des Immunsystems nur ansatzweise prüfen, nur erfahrene Ärzte können die Testergebnisse angemessen interpretieren und nur regelmäßige Kontrollen ermöglichen es, generelle Tendenzen zu erkennen.

Durch die Immundiagnostik wird man gegebenenfalls nicht nur schneller auf eine Krankheit aufmerksam, sondern auch der weitere Verlauf wird durch Dokumentation des Immunsystems deutlicher sichtbar. Ein einfacher Immunstatus kann heute von den meisten Labors durchgeführt werden.

Entscheidend ist, dass bei Entgleisungen des Immunsystems frühzeitig gegengesteuert werden kann. Immunmodulatorische Therapien werden bei vielen Tumorpatienten eingesetzt, um den Erfolg der Operation, Bestrahlung oder Chemotherapie zu verbessern, oder um deren Verträglichkeit zu erhöhen.

Eine Bestimmung von Mineralstoffen und Spurenelementen im Blut, ein so genannter **Mikronährstoffstatus**, kann dem Arzt weitere wichtige Hinweise für die Verordnung von Nahrungsergänzungsmitteln geben (⇨ 117).

Die individuellen Ansprechraten von Immunstimulanzien, wie Echinacin (⇨ 94), Mistelpäparaten (⇨ 90) oder Organotherapeutika (⇨ 70), kann man heute auch im Labor ermitteln (Immu-select®, NK-Check®). Trotzdem sollte man vorsichtig sein in der Interpretation dieser Untersuchungen, da Reaktionen im Labor nicht unbedingt so ablaufen wie im Körper.

Da das Immunsystem auf die verschiedensten Einflüsse und Prozesse reagiert, ist es natürlich schwierig auf Grund von Veränderungen im Immunsystem eine genaue Ursache zu definieren. Manchmal ist es hilfreich zusätzlich zum Immunstatus auch einen **Hormonstatus** zu ermitteln.

zu Immunstatus NK-check: Labor für molekulare Onkologie, München, Tel. 089-543080, www.milab.de
zu Immunstatus Mikronährstoffstatus: Labor Dr. Bayer, Stuttgart, Tel. 0711-164180

zu Hautstempeltest: http://www.biosyn.de

Regulationsthermographie

Bei der Regulationsthermographie wird die Temperatur der Körperoberfläche an genau bestimmten Punkten des Körpers erfasst. Dies geschieht durch eine Erstmessung und nach einer zehnminütigen Abkühlung durch eine Zweitmessung.

Die Messungen erfolgen mit einem Kontaktthermometer, das auf die Haut aufgesetzt wird. Sie ist ungefährlich, unblutig und kann in der Praxis jedes ausgebildeten Therapeuten (Arzt, Zahnarzt, Heilpraktiker) durchgeführt werden.

Durch die Wärmemessung und die darin eingeschlossene Abkühlungsphase wird der Körper zu einer aktiven Tätigkeit veranlasst. Ist der Körper durch hormonelle, nervliche oder kreislaufmäßige Erkrankungen gestört, finden sich charakteristische Veränderungen im Wärmemuster. Diese Wärmemuster gehen den klinischen Erkrankungen voraus.

 Die Regulationsthermographie ist kein Krebstest, sie ist in der ergänzenden biologischen Medizin aber eine wertvolle Hilfe bei der Durchführung und Kontrolle der Behandlung.

Mit Hilfe der Regulationsthermographie kann der geschulte Therapeut Störungen in der Wärmeproduktion, Wärmeverteilung und vor allem der Regelungskapazität des Körpers erkennen, um daraus diagnostische Schlüsse zu ziehen. Bereits im Vorstadium von späteren Erkrankungen zeigt das Thermogramm in den entsprechenden Abschnitten der Körperoberfläche Veränderungen, obwohl klassische schulmedizinische Untersuchungen noch alles für in Ordnung befinden. Bestimmte Krebsarten, insbesondere Brustkrebs, führen zu charakteristischen Temperaturmustern, die sich frühzeitig durch diese Untersuchung erfassen lassen. Dies gilt auch für Vorstadien, bevor der Krebs mittels Mammographie entdeckt werden kann.

Die Regulationsthermographie kann in dreierlei Weise eingesetzt werden:
- im Vorfeld bei gewissen Krebserkrankungen zur Vorsorge;
- generell als eine Methode zur Erfassung der gesamten Regulationskapazität des Organismus;
- zur Einleitung und Durchführung von therapeutischen Maßnahmen und deren Kontrolle.

 Deutsche Gesellschaft für Thermographie und Regulationsmedizin e.V., Rheinstr. 7, 76337 Waldbronn, Tel. 07243-66022, www.med-thermographie.de

CEIA-Biodynamisches Eiweißprofil

Beim CEIA-Flockungstest handelt es sich um eine Blutuntersuchung. Zum Unterschied zu klassischen Laboruntersuchungen – wie Messung der Höhe von Blutzucker, Cholesterin, Harnstoff und vielen anderen – werden nicht Einzelstoffe bestimmt, sondern eher die Qualität der Blutzusammensetzung. Früher war dieser Test unter dem Namen „Serumlabilitätsprobe" bekannt.

Bereits im Vorstadium einer Krebserkrankung kommt es häufig zu feinsten Störungen im Zusammenspiel zwischen den Abwehrsystemen im Blut, den Zellen, den Hormonen und dem Nervensystem. Diese Veränderungen spiegeln sich schon frühzeitig im CEIA-Flockungsprofil, obwohl die klassischen Laborwerte noch normale Werte anzeigen.

 Das CEIA-Flockungsprofil ist kein Krebstest. Aber es gibt dem biologisch eingestellten Arzt zur Früherfassung von Störungen, vor Ausbruch der Erkrankung, für die Verlaufskontrolle und zur weiteren Beurteilung einer Behandlung eine entscheidende Hilfestellung.

Das CEIA-Biodynamische Eiweißprofil (CEIA-Flockungsprofil) gibt dem Arzt Hinweise auf Veränderungen, wie sie im Verlauf einer Krebserkrankung auftreten. Schon Monate vor Ausbruch der Krankheit können diese Hinweise mit Hilfe einer einfachen Blutentnahme erfasst und dann zielgerichtet durch schulmedizinische Untersuchungen ergänzt werden, um den Befund abzusichern und eine entsprechende Behandlung einzuleiten.

 Deutsche Gesellschaft für Biologische Medizin und Informatik, Rheinstr. 7, 76337 Waldbronn, Tel. 07243-66022

 http://www.hsauer.de

Bioelektronische Diagnoseverfahren

Die Reaktion des Organismus auf elektrischen Strom wird bei etlichen modernen Naturheilmethoden als Gradmesser dafür genommen, welche Störungen und Krankheiten vorliegen. Insbesondere bei versteckten Krankheitsursachen wie Erdstrahlen, unterschwelliger Giftbelastung, Darmfloraschäden und unbekannten Entzündungsherden können solche Methoden weiterhelfen. Auch zur Früherkennung von Krankheiten sind diese Methoden geeignet. Als ältestes Verfahren ist die **Elektroakupunktur nach Reinhard Voll (EAV)** sehr verbreitet. Aus ihr haben sich das **Vegatest-Verfahren**, die **bioelektronische Funktionsdiagnostik (BFD)**, das **Prognos-System**, das **Mora-Verfahren**, das **Performance 2000** und viele andere entwickelt. Stets wird dabei die Reaktion der Akupunkturpunkte auf niedrige Ströme als Gradmesser benutzt.

Die Messung bei den bioelektronischen Messmethoden selber ist kein objektives Verfahren, das von Messrobotern genauso durchgeführt werden könnte, sondern benötigt die Sensibilität und Erfahrung des untersuchenden Therapeuten um zu brauchbaren und aussagefähigen Ergebnissen zu kommen.

Wissenschaftlich sind diese Methoden wegen ihrer Abhängigkeit von der Sensibilität des Therapeuten nicht anerkannt und werden aus diesem Grund von den Krankenkassen auch nicht erstattet. Für den erfahrenen Therapeuten stellen die bioelektronischen Diagnoseverfahren jedoch eine unschätzbare Hilfe dar, um tieferliegende Krankheitsursachen zu erkennen.

Eine Sonderform ist das **Impuls- und Segmentelektrogramm**, bei dem Wechselstrom in bestimmte Körperabschnitte geleitet wird. Aus dem Verhalten der Ströme ist erkennbar, wo sich die Schwachstellen des Organismus befinden.

In einem weiteren Sinn kann auch die **Kirlian-Fotografie** zu den bioelektronischen Diagnoseverfahren gerechnet werden. Die Abstrahlung der Hände und Füße auf ein hohes elektrisches Feld wird fotografisch festgehalten und zeigt, welche **Akupunkturmeridiane** und zugehörigen Körpergebiete gestört sind. Entgegen einer weit verbreiteten Ansicht wird dabei nicht die Aura gemessen, sondern das Verhalten des Gewebes auf hohe Spannungen. Bestimmten Gebieten der Finger sind bestimmte Körperareale und Körperfunktionen zugeordnet, auf deren Störung dann rückgeschlossen wird.

Größten Wert haben die genannten Verfahren im Medikamententest, bei dem das Verhalten des Organismus insbesondere auf Homöopathika getestet wird. Der Therapeut testet nacheinander Medikamente so lange, bis der Organismus eine ausgeglichene Testreaktion zeigt. Die so ausgetesteten Medikamente haben erfahrungsgemäß eine besonders gute Heilwirkung.

Mit speziellen Testampullen können auch Hinweise auf Insektizide, Amalgam und andere Gifte als Krankheitsursachen erkannt werden.

Alle bioelektronischen Diagnostikverfahren haben einen begrenzten, teilweise subjektiven Aussagewert. Als Patient ebenso wie als Therapeut muss man sich dieser Begrenzung bewusst sein, um keine falschen Erwartungen zu hegen und Irrtümern zu erliegen. Es handelt sich um diagnostische Hilfsmittel mit Hinweischarakter, nicht um Wundermethoden.

Schulmedizinische Untersuchungen sind ebenso wichtig und notwendig wie Kontrolluntersuchungen durch weitere biologische Verfahren; dafür bieten sich die Regulationsthermographie (⇨ 62), die Reflexdiagnostik und andere Verfahren an. Trotz ihres begrenzten Aussagewertes haben bioelektronische Diagnosemethoden in der Praxis des naturheilkundlich ausgerichteten Arztes ihre Berechtigung und sind wichtig, um versteckte Krankheitsursachen aufzuspüren. Dadurch kann eine möglichst optimale Therapie gefunden und die feinstofflichen Körperenergien können harmonisiert werden, sodass die Therapie die bestmöglichen Heilimpulse gibt.

Internationale Forschungsgemeinschaft für bioelektronische Funktionsdiagnostik und Therapie e.V., Berlin, Tel. 030-81499610

Banis, Reimar (1998) Psychosomatische Energetik. Co´med

Dunkelfeldmikroskopie

Die Blutuntersuchung im Dunkelfeld nach Enderlein gibt einen Einblick in das innere Stoffwechselgeschehen des Menschen. Er entdeckte die Tatsache, dass beispielsweise zu viel tierisches Eiweiß eine Entstehung von Krebs begünstigen kann.

Dem geübten Diagnostiker gibt die Dunkelfeldmikroskopie Hinweise auf die Fließfähigkeit des Blutes, das Ausmaß des Verschlackungszustands, die Funktionsfähigkeit der weißen Blutkörperchen, den Zellstoffwechsel und Eiweißbelastungen.

Die Dunkelfeldmikroskopie ersetzt keineswegs das Blutbild, das der Hausarzt erstellt. Dort wird gezählt, wie viele rote und weiße Blutkörperchen und andere Zellen im Blut enthalten sind. Bei der Blutuntersuchung im Dunkelfeld wird die Funktionsfähigkeit des Blutes untersucht. Die beiden Untersuchungen ergänzen sich.

Für die Untersuchung wird ein Tropfen Blut entnommen und sofort ohne weitere Präparierung unter dem Mikroskop im Dunkelfeld betrachtet. Die Betrachtung wird in den darauf folgenden Stunden und Tagen wiederholt.

Meist wird die Untersuchung mit Nüchternblut vorgenommen. Es ist aber auch interessant, die Tätigkeit des Blutes nach einer Nahrungsaufnahme zu betrachten, um zu sehen, wie gut das Blut arbeitet. Für viele Patienten ist es eine neue und interessante Erfahrung, ihr eigenes Blut auf dem Videomonitor bei der Arbeit zu beobachten und zu sehen, wie sich die eigenen weißen Blutkörperchen durchs Blut bewegen. Patienten bekommen so zum ersten Mal einen Eindruck davon, wie es aussieht, wenn das Immunsystem gut arbeitet. Gesundheitsrisiken können mit dieser Methode erkannt werden; bereits vorhandene Belastungen können diagnostiziert und in ihrem Verlauf beobachtet werden.

Neben der Blutuntersuchung im Dunkelfeld entwickelte Enderlein eine darauf abgestimmte Therapie, die Isopathie. Sie beinhaltet ein Sortiment von mehreren Präparaten, die je nach Art der gesundheitlichen Störung gezielt eingesetzt werden, um den Organismus in eine gute Eigenregulation zu führen. Je weniger der Stoffwechsel belastet ist, um so besser kann der innere Arzt helfen.

 Internationale Akademie für Pleomorphismologie, Kreuzstr. 79, 73730 Esslingen, Tel. 0711-3180666, www.iape.de

Haaranalyse

Mineralstoffe und Spurenelemente spielen eine wichtige Rolle für das Stoffwechselgeschehen. Die Haaranalyse ist eine relativ neue Methode, den Mineralienhaushalt des Körpers mit modernster Computertechnik zu analysieren. Auch eine Belastung mit Umweltgiften (⇨ 134) kann so besser erkannt werden, da beispielsweise Schwermetalle dazu neigen, im Haar dauerhaft gespeichert zu werden. Der Mineralstoffhaushalt des Körpers spiegelt sich im Aufbau der Haare wider, denn in ihnen wird täglich eine winzige Menge an Mineralstoffen gespeichert. Das Ergebnis einer Haaranalyse beschreibt einen Durchschnittswert der letzten drei Monate.

Eine korrekte Probenentnahme ist entscheidend für die Qualität und Aussagekraft einer Haaranalyse. Es werden ungefähr 200 mg Haare, was einer daumenbreiten, dünnen Haarsträhne entspricht, benötigt. Chemische Haarbehandlungen wie Bleichen, Färben, Tönen oder Dauerwellen führen zu einer Verfälschung der Analyseergebnisse.

Bei der Haaranalyse können in Hinblick auf die Krebserkrankung keine Aussagen gemacht werden, sehr wohl können aber durch das Erkennen von Umweltbelastungen und Ungleichgewichten im Mineralstoffhaushalt Empfehlungen für eine Verbesserung des allgemeinen Stoffwechsels gegeben werden.

Während sich im Blut vor allem die aktuell aufgenommenen oder transportierten Elemente zeigen, dienen Untersuchungen des Urins vor allem dem Erfassen von aus dem Körper zu viel oder zu wenig ausgeschiedenen Stoffen. Eine Analyse der Haare liefert im Gegensatz zu diesen Körperflüssigkeiten eher Langzeitwerte und kann als unterstützendes diagnostisches Mittel Hinweise für die weitere Diagnostik und Therapie geben.

 Institut für Elementdiagnostik, Kerpen-Türnich, Tel. 02237-97335-30, www.elementdiagnostik.de

Immunregulation

Tumorimpfung: Aktivspezifische Immuntherapie (ASI) – Impfung mit dendritischen Zellen

In der Krebstherapie wird die Hoffnung zunehmend auf neue Erkenntnisse im Hinblick auf das Immunsystem gesetzt. Spontanheilungen, die immer mal wieder auftreten, sind nur dadurch zu erklären, dass aus unerfindlichen Gründen das Immunsystem den Körper aus eigener Kraft vom Krebs befreit hat. Eine spezifische Möglichkeit zur Stimulierung des Immunsystems ist die **Tumorimpfung**. Mit ihr kann man bei einigen Tumorarten einerseits den Schutz vor Rückfällen oder Tochtergeschwülsten erhöhen, andererseits auch bei fortgeschrittenen Krankheitsbildern die Heilungschancen verbessern. Die Impfung wird mit körpereigenen Zellen durchgeführt, die dem Tumor zuvor entnommen und inaktiviert wurden. Das bedeutet, der Impfstoff muss für jeden Patienten individuell aus den eigenen Tumorzellen hergestellt werden. Der Impfstoff muss bereits bei dem operativen Eingriff entnommen und unmittelbar anschließend aufbereitet werden, sodass der Patient sich bereits im Vorfeld einer Operation mit dem Chirurgen über dieses Verfahren absprechen sollte.

Während der operativen Entfernung des Tumors – es werden ungefähr 4 bis 5 g Tumormasse benötigt – werden Zellen entnommen, in ein Labor zur Aufbereitung gesandt und später in spritzfertigen Ampullen bereitgestellt. Die Aufbereitung garantiert, dass die Zellen inaktiviert werden und keinen neuen Tumor auslösen können. Das Verfahren ist sehr teuer und wird nur in Einzelfällen auf Antrag von den Krankenkassen erstattet.

Eine Impfung ist vor allem im Anschluss an eine Operation sinnvoll. Beim ersten Mal wird eine höhere Dosis gespritzt, dann folgen Auffrischimpfungen in zwei- bis vierwöchigen Abständen. Die Behandlung dauert ein halbes Jahr bis zwei Jahre.

Bei Krebszellen handelt es sich trotz ihrer Bösartigkeit um körpereigene Gebilde, was bedeutet, dass sie vom Immunsystem kaum oder nicht als schädigend erkannt werden können.

 Durch die Tumorimpfung werden die im Labor inaktivierten Krebszellen den Abwehrzellen als feindlich vorgeführt, sodass sie und auch alle anderen Tumorzellen als nicht zum Körper gehörig erkannt und vernichtet werden können.

Das Immunsystem wird mittels der Impfung besser in die Lage versetzt, Krebszellen als feindlich zu erkennen. Ein geschwächtes Abwehrsystem kann dann aber immer noch nicht optimal reagieren; es muss zunächst gestärkt werden. Deshalb sollte eine Tumorimpfung auch durch unspezifische Mittel zur Stärkung der Abwehrkräfte unterstützt werden; dies kann eine Misteltherapie (⇨ 90) sein, oder einfach durch Gabe von Enzymen und Vitaminen (⇨ 117) oder durch Zytokine (⇨ 49) erfolgen.

Das Hauptanwendungsgebiet der Aktiv-Spezifischen-Immuntherapie (ASI) ist die Vorbeugung gegen Metastasen. Studien haben gezeigt, dass die Metastasenbildung um ungefähr die Hälfte verringert werden kann. Sogar bei fortgeschrittenen Krankheitsbildern, wenn sich bereits Metastasen gebildet hatten, konnte noch eine Besserung des Krankheitsverlaufes und in Einzelfällen eine Rückbildung erreicht werden.

Eine Impfung kann bei allen organbezogenen Krebsarten erfolgen. Einzelne Erfolge gab es bisher bei
- Brustkrebs,
- Lungenkrebs,
- Nierenkrebs,
- Eierstockkrebs,
- Darm- und Magenkrebs,
- Blasenkrebs,
- Prostatakrebs,
- Hautkrebs (Melanom) und Sarkom.

In Anbetracht des teuren Verfahrens muss eine Kostenübernahme durch die Krankenkasse (unabhängig, ob privat oder gesetzlich) unbedingt vor Beginn der Behandlung geklärt werden.

Anstatt nur mit inaktivierten Tumorzellen kann auch mit **dendritischen Zellen** geimpft werden. Sie werden aus dem Blut des Patienten entnommen, durch Zytokine aktiviert und im Labor vermehrt. Dann werden sie mit den Erkennungsmerkmalen der Tumorzellen gewissermaßen beladen. Nachdem sie dem Patienten zurückgespritzt wurden, tragen sie diese Antigene des Tumors herum und zeigen sie den Killerzellen. Das Prinzip ist dem der ASI recht ähnlich. Die Methode ist auch anwendbar, wenn eine größere Operation nicht möglich ist. Allerdings ist auch hier, da es sich um eine neuere Entwicklung handelt, die Kostenerstattung sehr fraglich. Es gibt bereits erfolgreiche Ergebnisse. Bei Patienten mit Metastasen konnte eine Rückbildung dieser Krebsherde beobachtet werden.

 Institut für Tumorimmunologie, 37115 Duderstadt, Tel. 05527-5089

Organotherapie: Thymuspräparate – Peptide

Die Thymusdrüse spielt eine Schlüsselrolle im Immunsystem, sie ist das Trainingszentrum der zellulären Abwehr. Spezielle Hormone, die Thymuspeptide, sorgen hier dafür, dass aus Stammzellen des Knochenmarks durch Entwicklung, Reifung und Stimulierung Thymus-Lymphozyten werden. Wenn zu wenig Thymuspeptide vorhanden sind, sinkt die Zahl der T-Lymphozyten.

Bereits im ersten Drittel des zwanzigsten Jahrhunderts war über die Thymusdrüse Folgendes bekannt:

- Bei fehlender Thymusdrüse kommt es vermehrt zu Infektionen.
- Umgekehrt verringert eine funktionierende Thymusdrüse die Infektionsanfälligkeit.
- Die verringerte Infektionsanfälligkeit besteht auch bei Gabe von zerkleinerten Thymusbestandteilen.

Diese Erkenntnisse nutzte man in der Thymustherapie, deren Entwicklung mit Entdeckung des Penizillins abgebrochen worden war, bis in der zweiten Hälfte des zwanzigsten Jahrhunderts klar wurde, dass das komplizierte menschliche Immunssystem ganz wesentlich von den **T-Lymphozyten** abhängt.

Heute ist bekannt, dass geeignete Zubereitungen von Kalbsthymusdrüsen die Anzahl der Abwehrzellen im Blut erhöht und ihre Funktionstüchtigkeit steigert.

Die Zahl der T-Lymphozyten ist bei Tumorpatienten oft niedrig. Bei einer Untersuchung mit über zehn Mitteln zur Abwehrstärkung stellte sich heraus, dass vor allem mit Thymuspräparaten die Zahl der T-Lymphozyten erhöht werden kann; andere Mittel verbessern bloß die Aktivität vorhandener Lymphozyten.

Bald machte man erste Studien, in denen Thymuswirkstoffe, das so genannte Thymosin, mit Chemotherapeutika zusammen eingesetzt wurde, um deren bekanntermaßen immunschädigende Wirkung zu verringern. Die Behandlungsergebnisse waren in fast allen Fällen besser als bei alleiniger Chemotherapie. Die Lebensqualität besserte sich auffallend.

Mit einer Thymustherapie soll der Gefahr der Bildung von Metastasen vorgebeugt werden. Inwieweit sie den Tumor selbst beeinflusst, ist noch nicht geklärt.

Der Extrakt aus der Thymusdrüse, der alle Wirkstoffe enthält, wird im Allgemeinen in den Muskel oder unter die Haut gespritzt und ist nur für Therapeuten erhältlich. In Apotheken erhältliche Ampullen enthalten oft nur einzelne Thymusbestandteile. Thymusdragees sind nicht so intensiv wirksam wie die Spritzen, aber in ihrer Wirkung oft ausreichend.

Auch aus der Milz, der Leber und aus Bindegewebe lassen sich Stoffe zur Stärkung des Immunsystems gewinnen. Diese **Peptide** sind hilfreich während einer Chemotherapie und in der Krebsnachsorge, wo sie die Lebensqualität deutlich verbessern. Diese Verbesserung kann sich lebensverlängernd auswirken. Metastasen treten seltener oder erst sehr viel später auf als bei Menschen, die keine Peptide oder Thymuswirkstoffe erhalten und mit einer reduzierten Zahl von T-Lymphozyten zurechtkommen müssen.

 Die Nebenwirkungen, die eine Strahlen- und vor allem eine Chemotherapie auf das Immunsystem haben, lassen sich durch eine Thymus- oder Peptidtherapie deutlich verringern. Thymuspeptide sollten nicht während, sondern nach einer Chemotherapie gegeben werden.

Die Pausen zwischen den Zytostatikagaben, die in über zwei Dritteln der Fälle verlängert werden müssen, weil zu wenig Leukozyten im Blut nachweisbar sind, können meist eingehalten werden, wenn rechtzeitig Thymusextrakt verabreicht wird.

Daneben wird der Patient weniger anfällig gegen Pilzerkrankungen und Infektionen. Der Einsatz von Antibiotika kann reduziert werden.

Während einer Thymus-Peptid-Therapie nimmt die Bildung und Wirkung von Interleukin zu, dessen Anwesenheit als Botenstoff zur Aktivierung der vorhandenen Lymphozyten wichtig ist.

Es gibt außerdem Hinweise darauf, dass vermehrt Endorphine gebildet werden, die das Schmerzempfinden reduzieren und das Wohlbefinden steigern. Thymuspeptide können also auch Angst und Depressionen beeinflussen und bewirken, dass Stress besser ertragen wird.

Es gibt eine große Zahl von Studien, die die Bedeutung der Thymus-Peptide aufzeigen, es fehlt jedoch noch an schlüssigen Beweisen. Wie in vielen anderen Bereichen ist auch hier der Forschungbedarf noch sehr groß, und man kann für die Zukunft einiges erwarten.

 http://www.biokrebs.de

Hyperthermie

Die Behandlung von Krankheiten durch Überwärmung des Körpers ist seit der Antike bekannt. Vor mehr als hundert Jahren gab es erste Versuche, Tumoren auf diese Weise am Wachstum zu hindern. Mittlerweile hat die Hyperthermie einen anerkannten Platz in der Krebsbehandlung gefunden. Sie kann aktiv oder passiv erfolgen, im einen Fall regt man den Körper an, selber Wärme zu erzeugen, im anderen erwärmt man den Körper. Außerdem unterscheidet man Ganzkörper- und lokale Hyperthermie.

Schwitzen war im 19. Jahrhundert ein häufig angewendetes häusliches Heilmittel. Infektionskrankheiten wurden mit sehr heißen Bädern zu heilen versucht. Tatsächlich wird durch die Überwärmung das Immunsystem angeregt. Am Ende des 19. Jahrhunderts versuchte man auch künstlich Fieber zu erzeugen. Die Methoden der Wärmeanwendung gerieten etwas in Vergessenheit, bis sie im letzten Drittel des 20. Jahrhunderts klinisch überprüft wurden. Zur selben Zeit wurden auch neue Techniken entwickelt.

 Überwärmung der Tumorzellen ist eine sinnvolle Erweiterung der Krebstherapie. Die erfolgreichsten Anwendungen bei Krebs waren bisher die in Kombination mit einer Strahlentherapie, doch hat die Forschung noch eine Vielzahl offener Fragen zu klären. Eine Verpflichtung zur Kostenübernahme durch die Kassen besteht nicht.

In der Regel versteht man unter Hyperthermie die passive Form der Anwendung, in der die Wärme dem Körper von außen zugeführt wird. Man kann die Hitze nur auf der Hautoberfläche anwenden, was bei Hauttumoren sinnvoll ist. Man kann einzelne Organe oder Hohlräume (⇨ 73) gezielt behandeln oder auch den ganzen Körper erwärmen (⇨ 74).

Die Wirkung der Erwärmungstherapie beruht darauf, dass die Blutgefäße in Tumorgewebe anders reagieren als in normalem Gewebe. In normalem Gewebe weiten sich die Blutgefäße bei Wärme, sodass die überschüssige Wärme vermehrt abgeleitet wird und die Gewebetemperatur gleich bleibt. Nicht so im Tumorgewebe: Die Blutgefäße in Tumorgewebe können sich nicht ausweiten; sie sind relativ starr und können darum auch Hitze nicht schnell ableiten. Wenn die Temperatur des Tumorgewebes steigt, weil die Hitze nicht abgeleitet werden kann, bilden sich kleine Thromben, die die Versorgung des Tumors versperren. Das Tumorgewebe beginnt zu zerfallen.

 http://www.neoplasma.de
http://www.biokrebs.de

Ganzkörperhyperthermie

Sinnvoll ist eine Ganzkörperhyperthermie vor allem bei Metastasen und Tumoren, die nicht operiert werden können, sowie bei häufig wiederkehrenden Tumorarten. Es gibt verschiedene Methoden der Ganzkörperhyperthermie. Am häufigsten werden Wärmeröhren mit erhöhter Luftfeuchtigkeit eingesetzt, wobei in der Regel Infrarotlicht verwendet wird. Eine ältere Methode verwendete Mikrowellen, wie sie aber jetzt nur noch in der lokalen Hyperthermie zum Einsatz kommen. Eine weitere Variante ist, Blut aus dem Körper hinauszuleiten, zu erwärmen und wieder zurückzuleiten. Die Überwärmung steigert darüber hinaus die Empfindlichkeit der Krebszellen gegenüber Chemo- und Strahlentherapie, sodass die Wirkung dieser traditionell üblichen Therapien erhöht wird.

Bei all diesen Therapieformen werden Körpertemperaturen von mehr als 41°C erreicht und über einen Zeitraum von 45 bis 60 Minuten gehalten; hinzu kommen eine Anwärm- und Abkühlungsphase von ein bis zwei Stunden.

 Gefahr besteht bei der Ganzkörperhyperthermie außer für das Herz-Kreislauf-System auch für die Nieren, die durch Wasserentzug und Gifte schwere Schäden erleiden können. Da eine Überwärmungstherapie technisch aufwendig ist und der Patient überwacht werden muss, sollte sie nur in speziellen Kliniken durchgeführt werden.

Es gibt auch moderate Formen der Ganzkörperhyperthermie, wobei nicht mehr als 40°C erreicht werden. Dafür wird diese Temperatur dann über vier bis sechs Stunden gehalten. Hierbei wird der Kreislauf weniger belastet, aber die Überwärmung verstärkt die Wirkung konventioneller Therapien ähnlich wie eine Ganzkörperhyperthermie bei Temperaturen um 41° C oder mehr.

 Deutsche Gesellschaft für Hyperthermie, Ackerstr. 3, 40233 Düsseldorf, Tel. 0211-360345
Infoblatt und Adressen Hyperthermie:
GfBK Heidelberg, Tel. 06221-138020, www.biokrebs.de

 Heckel, Martin (1990) Ganzkörperhyperthermie und Fiebertherapie. Hippokrates

 http://www.heckel-infrarot.de
http://www.neoplasma.de

Lokale Hyperthermie: Oberflächenhyperthermie (OHT) – Regionale Tiefenhyperthermie (RHT) – Perfusionshyperthermie (IPHT)

Auch die örtlich begrenzte Überwärmung kann die Wirkung konventioneller Bestrahlungs- und Chemotherapie verstärken, ist insgesamt aber weniger belastend. Sie wird in vielen Fällen aber auch völlig unabhängig von einer Strahlen- oder Zytostatikabehandlung angewandt.

Eine auf den Tumor oder ein Organ begrenzte Überwärmung von außen ist möglich durch Verwendung von Infrarotstrahlen (**Oberflächenhyperthermie/OHT**) – diese Methode kommt vor allem bei Hauttumoren zum Einsatz –, Kurz-, Mikro- oder Ultraschallwellen oder bei Hohlräumen durch Wärmekonvektion (**Perfusionshyperthermie/IPHT**) – sie ist ein recht wirksames Verfahren bei Metastasen in Hohlräumen. Es können auch Plattenelektroden angelegt werden (**regionale Tiefenhyperthermie/RHT**). Primäre Leberkarzinome, Bronchialtumore und Bauchspeicheldrüsenkrebs wie auch Metastasen in diesen Organen können durch die regionale Tiefenhyperthermie zum Stillstand kommen. Neben der Anwendung von außen gibt es außerdem die Möglichkeit, winzige magnetische Empfänger in den Tumor einzubringen. Diese Empfänger werden dann von einem Sender zur Erzeugung von Wärme angeregt. Auch elektrisch beheizbare Nadeln können eingepflanzt werden.

Der Vorteil jeder örtlichen Wärmeanwendung liegt generell darin, dass gesundes Gewebe nicht beansprucht und strapaziert wird.
Es kommt zu einer gleichmäßigeren und besseren Verteilung der Wärme im Tumor. Außerdem können hier gezielt Temperaturen um 42° C erzeugt werden, ohne dass der Organismus insgesamt belastet oder geschädigt wird.

Bei Metastasen im Bauchraum wird mittels der **intraperitonealen Perfusionshyperthermie** mit einer auf etwa 45° C erhitzten Flüssigkeit in Kombination mit einem zytostatischen Mittel der Bauchraum gespült.

Die örtlich begrenzte Hyperthermie ermöglicht auch ohne Strahlen oder Chemotherapie eine gute Kontrolle über vorhandene Tumoren. Dabei verschwinden Tumor oder Metastasen zwar nicht, aber Schmerzen und Appetitmangel verbessern sich, sodass sich eine bessere persönliche Befindlichkeit einstellt und die Lebenszeit zum Teil beachtlich verlängert werden kann.

GfBK Heidelberg, Tel. 06221-138020, www.biokrebs.de
http://www.heckel-infrarot.de

Fiebertherapie

Die Fiebertherapie gilt als aktive Form der Hyperthermie, weil der Körper mittels bakterieller oder anderer Substanzen dazu veranlasst wird, selbst Wärme – also Fieber – zu erzeugen.

Bis zur Einführung von Zytostatika wurde die Fiebertherapie als einzige systemische Krebstherapie angesehen. Sie geriet in Vergessenheit, bis man in neuerer Zeit in einigen Studien feststellte, dass Personen, die häufiger an fieberhaften Infektionen litten, seltener an Krebs erkrankten. Allerdings kann man aus dieser Beobachtung nicht ableiten, dass ein Mehr an Erkältungen das Krebsrisiko senkt, denn möglicherweise hängen beide Phänomene von einem dritten Faktor ab und haben eine gemeinsame Ursache.

In verschiedenen Studien ist dokumentiert, dass sich ein Tumor nach künstlich herbeigeführter Infektion mit verschiedenen Bakterienstämmen zurückbildete. Dabei scheint der Erfolg bei jüngeren Patienten größer zu sein als bei älteren. Der Therapieerfolg hängt neben der individuellen Reaktionsbereitschaft des Körpers von der Tumorart ab. Die besten Erfolge gab es bisher bei Weichteilsarkomen, malignen Melanomen, Brust-, Eierstock- und Gebärmutterkrebs, bei Darm- und Nierenkrebs.

Als Nebenwirkungen der Fiebertherapie können Schüttelfrost, Schmerzen und Krämpfe auftreten. Fiebertherapie ist gefährlich bei bestehenden Herz-, Nieren- oder Leberleiden, bei Epilepsie und Hirntumoren, bei Schilddrüsenüberfunktion, Thrombosen und Unterernährung.

Seit Ende der 80er Jahre werden vorwiegend in Japan Studien mit verschiedenen fiebererregenden Stoffen durchgeführt, die Mehrzahl bei Magenkrebs. Die bisher vorliegenden Ergebnisse erlauben keine zuverlässigen Aussagen über die langfristigen Auswirkungen dieser Therapie, da die Studien zum Teil methodisch nicht streng genug durchgeführt wurden.

Die Hersteller der Fiebervakzine in Deutschland haben leider keine Nachzulassung ihrer Präparate beantragt und die entsprechenden notwendigen arzneimittelrechtlichen und klinischen Prüfungen nicht angestrebt. Daher wird die Fiebertherapie in Deutschland aufgrund von Restbeständen dieser Mittel nur noch an einigen biologischen Fachkliniken durchgeführt.

 GfBK Heidelberg, Tel. 06221-138020, www.biokrebs.de

Sauerstofftherapien

Tumorwachstum und Behandlungserfolge hängen eng mit der Sauerstoffversorgung des Organismus zusammen. Je schlechter das Gewebe durchblutet ist und je weniger es mit Sauerstoff versorgt wird, um so saurer wird das Stoffwechselmilieu, was die Wachstumsbedingungen für Tumorzellen begünstigt. In saurem Milieu sind die körpereigenen Abwehrzellen nur noch beschränkt wirksam. Hinzu kommt, dass Krebszellen, anders als gesunde, zeitweise ohne Sauerstoff auskommen können und dann besonders leicht Metastasen bilden.

Konventionelle Behandlungsmethoden lassen sich in ihrer Wirkung durch eine zusätzliche Sauerstofftherapie verstärken. In den Universitätskliniken von Mainz und Freiburg wurde nachgewiesen, dass die Strahlentherapie um so wirksamer ist, je besser der Tumor durchblutet und mit Sauerstoff versorgt wird. Allerdings hat dies nichts mit dem Stoffwechselmilieu zu tun; vielmehr entstehen in den Tumorzellen durch den reichlich vorhandenen Sauerstoff vermehrt freie Radikale, die bekannt dafür sind, Zellen zu zerstören.

Gesunde Zellen jedoch, die im Gegensatz zu Krebszellen für ihren normalen Stoffwechsel Sauerstoff brauchen, werden vor den Nebenwirkungen der konventionellen Behandlungsmethoden geschützt. An den gesunden Zellen fördert Sauerstoff vielmehr die Reparaturprozesse, schützt vor Schleimhautentzündungen und verhindert chronische Langzeitschäden.

Nicht nur während, sondern vor allem auch nach einer konventionellen Therapie ist die zusätzliche Gabe von Sauerstoff zur Stärkung des Immunsystems sinnvoll. Dies gilt insbesondere, wenn die Abwehr- und Heilungskräfte durch lange Bettlägrigkeit und Stress geschwächt sind.

Sauerstofftherapien sind von den Kassen bisher nicht anerkannt und die Kosten werden im Allgemeinen nicht übernommen.

In einigen Kliniken werden die Patienten in einer Überdruckkammer bestrahlt; in Düsseldorf hat man mit Sauerstoffbeatmung während der Bestrahlung bessere Ergebnisse erzielt. In Freiburg verbesserte man die Ergebnisse durch das Hormon Erythropoetin (⇨ 52). Dieses Hormon ist für die vermehrte Bildung roter Blutkörperchen zuständig, sodass mehr Sauerstoff transportiert werden kann.

Schmiedel, Volker; Augustin, Matthias (1998) Handbuch Naturheilkunde. Haug

Sauerstoff-Mehrschritt-Therapie (SMT)

Die bekannteste Form der Sauerstofftherapie ist die von Manfred von Ardenne entwickelte Sauerstoff-Mehrschritt-Therapie (SMT).

Die drei Schritte dieser Therapie gliedern sich in

- Einnahme eines Mischgetränks aus Vitaminen und Mineralstoffen, um den Körper sauerstoffaufnahmefähiger zu machen.
- Einatmen von stark mit Sauerstoff angereicherter Luft über eine Sonde oder Maske, wobei die Anwendung zwei Stunden dauern kann.
- Steigerung der Durchblutung durch körperliche Aktivität, Wärmebehandlung oder Medikamente, wodurch sich die Dauer der Anwendung auf eine halbe Stunde und weniger verkürzen lässt.

Die Behandlung wird nach drei bis vier Wochen für ein halbes Jahr ausgesetzt und kann mehrmals wiederholt werden. Die Therapie kann auch zu Hause durchgeführt werden und ist nicht auf Krebspatienten beschränkt.

 Bei Krebserkrankungen wird die Sauerstoffmehrschritttherapie mit immunstimulierenden Mitteln kombiniert. Diese Immuntherapie kann auch nach Beendigung der Sauerstofftherapie weitergeführt werden.

Viele Erfahrungsberichte und Beobachtungen bestätigen die Wirksamkeit der Therapie, wenngleich wissenschaftliche Studien bisher kaum existieren.

Die SMT ist bei einer Vielzahl von Krankheiten sinnvoll, so auch nach Operationen bei Krebserkrankungen und zur Verringerung von Nebenwirkungen bei Strahlen- und Chemotherapie. Leidet der Patient an Atemwegserkrankungen, Allergien oder Epilepsie, darf keine SMT durchgeführt werden.

 Ärztegesellschaft für Sauerstoff-Mehrschritt-Therapie, Harburger Ring 10, 21073 Hamburg. Tel. 040-771000

 Ardenne, Manfred von (1990) Sauerstoff-Mehrschritt-Therapie. Thieme

HOT / Hämatogene Oxidationstherapie

Diese Form der Sauerstofftherapie wird auch als Blutwäsche oder Eigenblutbehandlung bezeichnet. Sie soll das Blut reinigen, die Zellatmung verbessern und belebend wirken. Sie darf nur von speziell dafür ausgebildeten Ärzten durchgeführt werden.

Das aus einer Vene des Patienten entnommene Blut wird mit UV-Licht bestrahlt, mit Sauerstoff angereichert und dann in die Vene zurückgeleitet.

Die HOT ist als zusätzliche Behandlungsmöglichkeit bei Strahlen- und Chemotherapie weniger geeignet als die SMT, kann aber mit dieser kombiniert werden. Sie sollte andere medizinische Maßnahmen nicht behindern oder verzögern.

Die HOT wirkt sich günstig auf die Durchblutung und das Immunsystem aus. Sie wird von vielen Ärzten in der Nachbehandlung von Krebspatienten eingesetzt, doch gibt es bisher keine nennenswerten Studien, die Aufschluss über die Wirkmechanismen geben.

Die HOT ist relativ aufwendig und nicht ganz risikolos. Sie gilt wie die SMT bei einer Vielzahl von Erkrankungen als sinnvoll einsetzbar, so auch in der Nachbehandlung von Krebs. Nicht angewendet werden darf sie, wenn der Patient akut an Infekten oder Fieber leidet, wenn er zu Blutungen neigt, bei Schilddrüsenerkrankungen oder Lichtempfindlichkeit.

Ärztegesellschaft für photobiologische Blutbehandlung, PF 900325, 81503 München, Tel. 089-6914446

Schmiedel, Volker; Augustin, Matthias (1998) Handbuch Naturheilkunde. Haug

Ozontherapie

Die Ozontherapie kann als Eigenblutbehandlung oder äußerlich durchgeführt werden. Das aus einer Vene entnommene Blut wird mit einem Gemisch aus Sauerstoff und Ozon versetzt und bei geringen Mengen (bis zu 10 ml) entweder in einen großen Muskel gespritzt, oder bei größeren Mengen (60 bis 250 ml) in eine Vene geleitet.

Bei der äußerlichen Behandlung wird die Haut dem Gas Ozon ausgesetzt; örtlich kann man auch ozonisiertes Wasser oder Olivenöl anwenden.

Wie die HOT ist die Ozontherapie aufwendig und nicht frei von Risiken. Sie kann nicht als Ersatz für notwendig erachtete therapeutische Maßnahmen gelten.

Die Einsatzmöglichkeiten der Ozontherapie sind weit gestreut. Hauptanwendungsbereiche sind Infektionen und Gefäßerkrankungen. Auch in der komplementären Krebstherapie ist die Anwendung von Ozon als Ergänzung möglich und sinnvoll. Ozon setzt, wenn es mit Blut in Kontakt kommt, eine Reihe biochemischer Prozesse in Gang, wodurch die Lebensbedingungen für Tumorzellen erheblich verschlechtert werden. Tumorzellen sind besonders empfindlich gegen Sauerstoff und werden durch diesen an der Zellteilung gehindert. Die Ozontherapie regt außerdem das Immunsystem und eine vermehrte Bildung von Enzymen an, sie verbessert die Durchblutung und die Entgiftungfunktion der Leber.

 Ozon ist wie Fingerhut und Tollkirsche giftig, kann aber in der richtigen Dosierung und in der richtigen Anwendungsform wie Digitalis und Atropin heilsame Wirkung entfalten.

Über die Nebenwirkungen der Anwendung von Ozon ist man sich nicht einig. Zweifelsfrei steht fest, dass Ozon die Schleimhäute reizt und dass das Inhalieren von Ozon gesundheitsschädlich ist. Keinesfalls darf die Ozontherapie angewendet werden bei Schwangerschaft, nach frischem Herzinfarkt, Blutungsneigung, Schiddrüsenüberfunktion und bei Epilepsie und Krampfleiden.

 Gesellschaft für Ozon- und Sauerstoffanwendungen in Medizin und Technik e.V. (G.O.S.), 76337 Waldbronn, Tel. 07243-66022

 Schmiedel, Volker; Augustin, Matthias (1998) Handbuch Naturheilkunde. Haug

 http://www.o3zone.com

Kolon-Hydrotherapie

Bei der Kolon-Hydrotherapie wird der Dickdarm, das Kolon, mit Wasser gespült. Durch ein einfaches, aber geschickt ausgeklügeltes System ist es möglich, den Dickdarm mehrfach mit Wasser zu füllen und zu entleeren. Dies geschieht völlig hygienisch durch ein Einwegsystem. Die Reinigungswirkung ist
um ein Vielfaches intensiver als beim herkömmlichen Einlauf. Der Patient
liegt während der ungefähr 45-minütigen Spülung bequem auf dem Rücken.

Als Folge der Freispülung des Dickdarms bekommen die umliegenden Zellen des Immunsystems eine Pause in der Auseinandersetzung mit den
Darmbakterien. Diese zeitweise Entlastung der Abwehrzellen kann dazu beitragen, dass sie sich gegen die Krebszellen erfolgreicher durchsetzen.

Das natürliche Gleichgewicht der Darmflora ist bei chronischen Erkrankungen in aller Regel gestört: Manche Bakterien sind über-, andere unterre-
präsentiert (⇨ 114). Bei Störungen der Darmflora häufen sich giftige Stoffwechselprodukte im Darminneren leichter an. Sie durchbrechen irgendwann
die Schleimhautbarriere und gelangen ins Blut. Der gesamte Stoffwechsel
wird belastet und das Immunsystem geschwächt.

 Eine Kolon-Hydrotherapie trägt durch Reinigung des Dickdarms zur
Entlastung des Immunsystems bei. Damit werden bei Krebspatienten
Kapazitäten frei für die Hauptaufgabe des Immunsystems: die Beseiti-
gung von Tumorzellen.

Infolge der Spülungen wird das natürliche Gleichgewicht der Darmbakterien verbessert und der Körper bekommt die Gelegenheit, über die sauber
gespülte Darmschleimhaut Schlackenstoffe auszuscheiden, die vorher im Bindegewebe abgelagert waren. Dort blockierten sie Regelkreise des Stoffwechsels
und trugen zur Schwächung des Immunsystems bei.

In einer Serie sollten zehn Sitzungen, gleichmäßig über einen Zeitraum von
fünf bis zehn Wochen verteilt, durchgeführt und möglicherweise nach einem
halben Jahr wiederholt werden.

Bei Dickdarmkrebs darf nicht gespült werden. Wurde der Darm operiert,
sollte ein zeitlicher Abstand von einigen Wochen eingehalten werden.

 Buchtipp: Ullrich, Manfred A. (2000) Colon-Hydro-Therapie. Jopp

 http://www.bcht.de (= Bundesverband der Kolonhydrotherapeuten)

KLH – ein interessanter Meeresschneckenextrakt

KLH ist die Abkürzung für einen Blutfarbstoff einer bestimmten Meeresschnecke, der Schlüssellochnapfschnecke. Dieser Farbstoff ist Hauptbestandteil von Immucothel®, das bisher vor allem bei Blasenkrebs erfolgreich eingesetzt wurde. Der Farbstoff löst im menschlichen Organismus eine starke Immunreaktion aus. In der Regel wird es ergänzend zur konventionellen Krebstherapie verwendet. Damit soll verhindert werden, dass in den Zellen der Blasenschleimhaut erneute Wucherungen entstehen.

Zunächst wird der Blasentumor auf eine schonende Weise operativ entfernt. Danach sollte möglichst bald mit der unterstützenden Therapie begonnen werden. Die Behandlung muss nicht im Krankenhaus durchgeführt werden, sondern kann durch den niedergelassenen Urologen erfolgen.

Zunächst muss geprüft werden, ob eine Überempfindlichkeit gegen das Mittel besteht, denn eine Überempfindlichkeit gegen körperfremde Eiweiße beeinträchtigt die Immunabwehr. Außerdem muss festgestellt werden, ob der Körper überhaupt auf das Mittel reagiert. Man spritzt dazu zunächst eine sehr geringe Menge unter die Haut. Bei der eigentlichen Therapie wird das Mittel in größerer Menge zunächst wöchentlich, später monatlich in die Blase eingebracht, um an Ort und Stelle eine Immunreaktion auszulösen.

 Diese so genannte Instillationsprophylaxe mit dem biotechnologisch isolierten Meeresschneckenextrakt ist bei oberflächlichen Blasentumoren in der Zwischenzeit eine anerkannte Methode, um den Erfolg der operativen Tumorentfernung sicherzustellen.

Nebenwirkungen treten so gut wie nicht auf; es kann eventuell zu leichtem Fieber kommen, zu Schmerzen oder Druckgefühl in der Blase.

Damit ist Immucothel nebenwirkungsärmer als andere Mittel, die bisher verwendet wurden. In Untersuchungen wurde nachgewiesen, dass seine vorbeugende Wirkung gegen erneut auftretenden Blasenkrebs genauso zuverlässig ist wie die Wirkung der sonst üblichen Medikamente.

Seit kurzem wird das KLH als Vacmune® auch im Rahmen von Tumorimpfungen (⇨ 68) als Trägersubstanz eingesetzt.

 http://www.biosyn.de

Ayurvedische Medizin

Ayurveda, die Wissenschaft vom Leben, ist das älteste natürliche Heilsystem. Neben der Pflanzenheilkunde spielt auch die rechte Lebensführung im religiösen Sinn zur Heilung und Erhaltung der Gesundheit eine vorrangige Rolle.

Grundgedanke des klassischen Ayurveda ist, dass der Geist einen bestimmten Einfluss auf den Körper ausübt, und dass Freisein von Krankheit auf einem Bewusstsein beruht, das sich im Gleichgewicht befindet; dieses Gleichgewicht wird auf den Körper ausgedehnt.

Drei Grundprinzipien oder Bioenergien, die im Ayurveda als „Doshas" bezeichnet werden, regeln die biologischen, psychologischen und physiopathologischen Funktionen des Körpers, des Geistes und des Bewusstseins. Sie heißen Vata, Pitta und Kapha.

Schon bei der Geburt des Menschen liegen die Doshas fest, wobei ein oder zwei Doshas vorherrschen oder alle drei in gleichen Teilen vorhanden sein können. Im Ayurveda werden die Menschen deshalb – sehr vereinfacht dargestellt – in die drei Grundkonstitutionen Vata, Pitta und Kapha eingeteilt.

Wenn sich im Laufe des Lebens die seit der Geburt feststehenden Doshas verändern, treten Störungen ein. Diese können zu schweren Krankheiten führen. Krebs wird im Ayurveda als Endstadium einer Dosha-Entgleisung aufgefasst.

Während in der Schulmedizin der Tumor das Problem ist und man versucht, ihn zu beseitigen, hat eine ayurvedische Behandlung das Ziel, die Doshas wieder ins Gleichgewicht zu bringen. Man versucht die alte Ordnung und Harmonie von Körper, Geist und Seele wiederherzustellen. Gelingt dies, so hat der Kranke gute Chancen, wieder gesund zu werden.

Deshalb ist es gut zu wissen, welcher „Typ" man ist, in welchem Verhältnis die Doshas im Einzelfall stehen müssen. Nur dann können die richtige Ernährungsweise, die passenden körperlichen Aktivitäten, die Tagesroutine und andere Maßnahmen zur Gesunderhaltung bestimmt werden.

 Schwerpunkte ayurvedischer Behandlungsmethoden sind die Panchakarma Kur, die Kräutermedizin und die richtige Ernährung. Durch diese Methoden können die Bioenergien (Doshas) im Organismus ins Gleichgewicht kommen.

Die **Panchakarma-Kur** ist eine umfassende Behandlung zur Reinigung des Körpers von Giften, die sich infolge von Krankheiten und falscher Ernährung im Körper festgesetzt haben. Mit großer Wahrscheinlichkeit kann man davon ausgehen, dass diese Gifte und Abfallstoffe unsere Zellfunktionen beeinträchtigen und zu einer Fehlfunktion der DNS führen.

Die Entgiftung durch Panchakarma erfolgt durch Ausscheidung oder Ausschwemmung der giftigen Rückstände über Harnwege, Darm und Schweißdrüsen. In Gang gesetzt wird dieser Prozess mit Hilfe einer Kur durch tägliche Öl-Massagen, Dampfbäder und Mittel der **Kräutermedizin**. Wesentlicher Punkt ist außerdem die richtige Ernährung. Ziele der Kurbehandlung sind, die körperliche und seelisch-geistige Entschlackung und die Wiederherstellung eines dynamischen Gleichgewichts.

Richtige **Ernährung** ist im Ayurveda genauso wichtig wie die medizinische Behandlung. Sie ist das entscheidende Mittel, um die Doshas im Gleichgewicht zu halten. Anders als die Beachtung von Fetten, Kohlehydraten und Proteinen, Kalorien, Vitaminen und Mineralstoffen, die für die analytische Denkweise der modernen Ernährungslehre eine große Bedeutung haben, geht die ayurvedische Ernährungslehre von den menschlichen Empfindungen aus. Im Westen weiß man zwar um die Zusammenhänge der Nährstoffe, aber man weiß es aus dem Labor.

Die ayurvedische Ernährungslehre dagegen bezieht ihre Erkenntnisse direkt aus der Natur, indem die Geschmackspapillen auf der Zunge Informationen aufnehmen und an die Doshas weiterleiten. Allein mit Hilfe dieser Informationen und Anleitung der Intuition ist es im Ayurveda möglich, sich auf natürliche Weise ausgewogen zu ernähren. Wenn man die Signale des Körpers beachtet und respektiert, kommt durch ausgewogene Ernährung der Körper ins Gleichgewicht.

Richtiges Essen, in den richtigen Mengen, zur rechten Zeit und in der richtigen Art und Weise trägt viel zur Vorbeugung gegen Krankheiten und zur Heilung von schweren Krankheiten bei.

 Neue Wicker Klinik, Klinik Ayurveda, Bad-Nauheim,
Tel. 0800-2987833, www.neue-wicker-kliniken.de

 Bauhofer, Urich (1997) Aufbruch zur Stille. Lübbe
Chopra, Deepak (1993) Die Körperseele. Grundlagen und praktische Übungen der Ayurveda-Medizin. Lübbe

Erdstrahlen

In der Naturheilkunde ist seit der Antike bekannt, dass es am Boden gute und schlechte Plätze gibt. Das Orakel von Delphi lag an einer Stelle, an der sich sehr viele Erdstrahlungen kreuzten. In der Neuzeit geht man diesem Phänomen in vielen wissenschaftlichen Arbeiten nach. Man weiß inzwischen, dass Ameisennester bevorzugt an Kreuzungspunkten von Erdstrahlen gebaut werden, dass Katzen am liebsten auf „Strahlung" liegen, dass Hunde und viele Obstbäume dagegen strahlungsfreie Plätze bevorzugen.

Werden Pflanzen versehentlich an Stellen angepflanzt, die ihren Bedürfnissen oder Vorlieben an Strahlung nicht entsprechen, bleiben sie minderwüchsig, wachsen schief, blühen kaum, und man stellt einen übermäßigen Schädlingsbefall fest.

Auch der Mensch als biologisches System reagiert auf Erdeinflüsse. Das Ausmaß der Reaktionen ist abhängig von der Veranlagung, der eigenen Empfindlichkeit, der Dauer des Einwirkens schädigender Strahlung und der Summe sonstiger Belastungsfaktoren. Das bedeutet, dass manche Menschen schon kleine Belastungen, wie den elektrischen Strom im Schlafzimmer, als Störung empfinden, während andere Menschen viele Jahre „auf Wasser" liegen können, ohne sich beeinträchtigt zu fühlen.

 Wer an Krebs erkrankt ist, hat in jedem Fall ein maximal belastetes Regulationssystem und sollte keine zusätzlichen und vermeidbaren Belastungsfaktoren hinnehmen. Als Krebskranker kann und sollte man sich um diese Aspekte kümmern.

Wer an Krebs erkrankt ist, hat in jedem Fall ein maximal belastetes Regulationssystem und sollte keine zusätzlichen und vermeidbaren Belastungsfaktoren hinnehmen. Als Krebskranker kann und soll man in dieser Hinsicht selbst aktiv werden.

Denkbar ist, den Schlafplatz probehalber für wenigstens sechs Wochen dorthin zu verlegen, wo man sich in der Wohnung erfahrungsgemäß am wohlsten fühlt. Werden dadurch Schlafqualität und Tagesbefinden verbessert, sollte der neue Schlafplatz dauerhaft beibehalten werden, auch wenn diese Lösung dem optischen Eindruck nach weniger befriedigt.

Außerdem sollte der Schlafplatz stromfrei gemacht werden. Dies geschieht durch Einbau eines Netzfreischalters oder Umlegen der Sicherung für den betreffenden Raum bei Nacht. Dadurch wird nachts im Schlafraum kein elektrischer Strom mehr wirksam. Dies ist wichtig, weil Elektrobelastung auf die stromempfindlichen Organe des Körpers, wie Herz, Muskulatur und Gehirn, wirkt und Fehlfunktionen auslösen kann.

Radiowecker und Metall im und ums Bett sollten vermieden werden – also kein Bettgestell aus Metall, keinen Metallrost unter der Matratze, keine Gardinenringe aus Messing.

Die Anstrengung und Mühe, sich einige Gedanken um seinen Schlafplatz zu machen, wird belohnt durch ein gesteigertes Wohlbefinden und dadurch, dass alle weiteren biologischen Therapien deutlich besser wirken.

Die Vermeidung unnötiger Schädigungsfaktoren erleichtert die Schritte in Richtung Heilung. Der Schlafplatz ist in aller Regel die Stelle, an der man sich am längsten aufhält, ohne die Position zu verlassen. Darum ist ihm besondere Aufmerksamkeit zu schenken.

Hierzu ist eventuell auch ein guter, seriöser Rutengänger vonnöten. Gute Rutengänger sind schwer zu finden, denn gerade auf diesem Gebiet gibt es zahlreiche Scharlatane, aber über persönliche Empfehlung oder Organisationen sollte sich doch einer finden lassen. Gute Rutengänger stellen keine überhöhten Rechnungen – ein Betrag von 250 bis 300 DM ist angemessen –, und sie empfehlen keinerlei Abschirmmethoden zur so genannten „Entstörung" des Bettplatzes, wie beispielsweise Abschirmmatten aus Metall, Abschirmdecken mit Stromanschluß oder Magneten. All diese Hilfsmittel sind erfahrungsgemäß völlig nutzlos, und teuer überdies!

Nur das Meiden der Störzone ermöglicht Heileffekte!

Unzählige Patienten mit chronischen Beschwerden haben schon von einer Bettplatzumstellung profitiert. Es ist den Versuch wert, auch wenn man die Erdstrahlen nicht sehen oder mit wissenschaftlichen Methoden messen kann.

 Rutengänger: Forschungskreis für Geobiologie, Adlerweg 1, 69429 Waldbrunn, Tel. 06274-912100 oder 912102

 Banis, Ulrike (2001) Erdstrahlen und Co. Haug

Umstrittene Krebsmittel: Neue Medizin nach Dr. Hamer – Dr. Clark und ihre Parasiten – Galavit – Ukrain

Hamer, Internist und Kritiker der Schulmedizin, erregt die Gemüter mit seiner Behauptung, dass jedem Krebs ein seelischer Schock vorausgehe. So richtig dies in einigen Fällen sein mag, so wenig lässt sich diese Annahme verallgemeinern, und selbst unter Alternativmedizinern nimmt er damit eine sehr extreme Position ein. Eine nüchterne Prüfung seiner Behauptung ist nicht möglich, da Hamer sich die Schulmedizin durch Polemik zum Feind gemacht hat, und jeder, der sich mit ihm befasst, mit Schwierigkeiten rechnen muss.

 Man muss Dr. Hamer vorwerfen, nicht über die notwendige medizinische Sachkenntnis zu verfügen und durch seine Empfehlung des völligen Verzichts auf Schmerzmittel unnötiges Leiden für viele Krebskranke zu verursachen.

Krebskranke sollten sich daher nur sehr vorsichtig und kritisch mit seinen Thesen auseinandersetzen. Seine Erklärungen des Krebsentstehungsprozesses laufen den schulmedizinischen Auffassungen völlig entgegen und würden bisherige Erkenntnisse und Gewissheiten umstoßen.

Dr. Clark in Nordamerika führt alle Tumorarten auf einen Darmparasiten zurück, der durch ein elektrisches Gerät ins Blut gelockt werden müsse, wo er durch eine Kräutermixtur abgetötet werde. Diesen Parasiten gibt es nur in Nordamerika, sodass Krebs in anderen Teilen der Welt nicht auftreten dürfte. Da dies nicht der Fall ist, müssten in anderen Ländern andere Parasiten für die Krebsentstehung verantwortlich sein. Im Hinblick auf andere Faktoren, die die Entstehung von Krebs begünstigen können, wie beispielsweise Schadstoffe in der häuslichen Umgebung und in der Ernährung, Schimmelpilze und problematische Metalllegierungen (⇨ 136) mag Dr. Clark zwar theoretisch richtig liegen, die Eliminierung dieser möglichen Belastungen werden von ihr aber in einer sehr dogmatischen Weise vertreten. Andere Aspekte im Versuch von Dr. Clark, den Entstehungprozess von Krebs zu erklären, sind wissenschaftlich nach den heutigen Erkenntnissen kaum haltbar.

Das Gerät und der Kräuterextrakt sowie die gesamte Behandlungsmethode wurden überprüft. Das Gerät entspricht technisch ungefähr einer Taschenlampe und ist wohl ebenso wirkungslos wie die Kräutermischung.

 http://naturheilkunde-online.de

Galavit® ist ein russischer Immunmodulator, der in der Raumfahrt entwickelt wurde, um Kosmonauten vor Erkrankungen des Immunsystems auf Grund hoher Strahlenbelastungen im Weltraum zu schützen. Es ist nur in Russland als Mittel bei verschiedensten akuten und chronischen Infektionen zugelassen, nicht aber als Anti-Krebsmittel!

 Für die in Illustrierten verbreiteten Informationen, dass ein Wachstum von Tumoren gestoppt werden könne und die Lebenszeit durch die Anwendung dieses Mittels verlängert würde, ließen sich bislang keine Belege finden.

Eine Behandlung dauert knapp einen Monat, wobei anfangs täglich, ab der zweiten Woche nur noch alle zwei Tage eine Ampulle Galavit in die Muskeln gespritzt wird. Die Kosten belaufen sich in Deutschland auf 17000 DM, ein Preis, der für eine Therapie dieser Art zu hoch erscheint. Das gilt um so mehr, als in Russland dieselbe Menge des Mittels nur ein paar hundert Mark kostet. Die derzeitige Anwendung in Deutschland gilt als rein profitorientiert, was um so mehr gilt, als keine gesicherten Aussagen über die Wirksamkeit des Mittels vorliegen. Daten zur Behandlung aus russischen Kliniken werden nicht veröffentlicht. In Deutschland wird diese Therapie in Karlshafen angeboten.

 http://www.galavitum.de (aktuelle herstellerneutrale Informationen!)

Ukrain® ist ein halbsynthetisches Präparat aus Bestandteilen des Schöllkrauts. Es soll Krebszellen dazu veranlassen, sich selbst zu zerstören. In Laborversuchen an Tumorzelllinien konnte ein fast durchgreifender Wachstumsstopp von Krebszellen erreicht werden. Es gibt jedoch bisher keine größeren klinischen Studien, in denen diese Wirkung belegt wurde. Die Behandlung läuft als Injektionsbehandlung über ungefähr sechs Monate und kostet insgesamt etwa 7000 DM bei direktem Bezug vom Hersteller. Kleinere Studien wurden in osteuropäischen Staaten durchgeführt, wobei sich die Patienten nach eigenen Aussagen durch diese Behandlung wohler fühlten. Nebenwirkungen traten so gut wie keine auf. Inzwischen wird das Präparat auch in Europa, Kanada und anderen Ländern getestet. Inwieweit Ukrain eine bessere Wirkung als bewährte abwehrstärkende Pflanzen hat, kann gegenwärtig nicht gesagt werden.

 http://www.ralphmosss.com/ukrain.html

Galvanotherapie

Bei der Galvanotherapie werden Tumoren mit Gleichstrom behandelt, wobei je nach Tumorart eine Spannung von maximal 16 Volt verwendet wird. Diese Therapieform ist nicht völlig neu, denn sie wurde schon vereinzelt eingesetzt, als man die Voraussetzungen für Batteriestrom geschaffen hatte. Sie wird heute vor allem in China angewendet, aber es gibt auch einige Institute in Deutschland, die sie anbieten.

Die Therapie ist auch unter der Bezeichnung Elektro-Chemotherapie oder Bio-Elektrotherapie bekannt.

Die Galvanotherapie wird in den Medien als recht erfolgversprechend präsentiert, was bei Krebskranken überhöhte Erwartungen weckt.

Im Tumor wird eine elektrisches Feld erzeugt, wobei es unter anderem zur Polarisationsumkehr zwischem dem Raum inner- und außerhalb der Zelle kommt. In begrenztem Maß entsteht auch Wärme. Das Tumorgewebe wird geschädigt und stirbt möglicherweise ab.

Sinnvoll ist ihr Einsatz nur bei lokal begrenzten Tumoren von weniger als 5 cm. Außerdem muss der Tumor oberflächlich liegen und mit den stromführenden Nadeln gut erreichbar sein.

 Die Therapieerfolge der Galvanotherapie sind bisher sehr zweifelhaft. Am erfolgreichsten scheint die Galvanotherapie bei Hautkrebs zu sein, aber auch bei Brustkrebs wurden angeblich Erfolge erzielt.

Die Galvanotherapie kann mit der Gabe von Zytostatika kombiniert werden. Diese werden lokal eingebracht, was den Organismus weniger schädigt als eine konventionelle Chemotherapie.

Auch die Kombination mit einer schwachen Bestrahlung ist möglich und kann gute Ergebnisse zeigen.

Die Behandlung wird meist mit örtlicher Betäubung durchgeführt. Die Behandlungsdauer kann zwischen wenigen Minuten und zwei Stunden liegen.

Die Behandlung mit der Galvanotherapie birgt das Risiko erheblicher Nebenwirkungen wie Schmerzen, Schädigungen des gesunden Gewebes oder auch Infektionen.

Die Galvanotherapie kann als individueller Heilversuch bei örtlich begrenzten Tumoren vertreten werden, ist aber gegenwärtig nur sehr selten eine Alternative zur Operation oder Strahlentherapie. Da diese Therapieform nicht etabliert ist, werden die Kosten kaum von den Krankenkassen erstattet.

Jahresrückblick einer Krebskranken

Im Jahre 2 nach der Krebserkrankung
Jeden der 365 Tage bewußt gelebt:
Was für ein reiches Jahr!
Das reichste meiner 55 Jahre.
Mich selbst entdeckt
Und akzeptiert, was ich entdeckte:
Wie frei macht mich das!
Frei von Meinungen der Familie und Freunde.
Frei, nichts von anderen zu erwarten.
Was mir freiwillig entgegengebracht wird, macht mich glücklich und dankbar.
Nichts ist mehr selbstverständlich.
Ich lächle innerlich und bin so glücklich über meine neue Freiheit.
Es hat sich gelohnt!
Sich auf den Weg zu sich selbst zu machen
Der Krebs war der Preis dafür.
Ist das zu teuer?
(Mitglied einer Selbsthilfegruppe in Limburg)

Abwehrstärkende Pflanzen

Mistel – Gesamtextrakt oder Lektine?

Deutlich ist im Winter die Mistel im Geäst der kahlen Bäume zu sehen. Seit Jahrtausenden wird ihr eine große Heilkraft zugeschrieben, insbesondere bei Bluthochdruck, Nervenschmerzen, Epilepsie und anderem.

Zu Beginn des 20. Jahrhunderts setzte Rudolf Steiner, der Begründer der Anthroposophie, die Mistel zum ersten Mal in der Krebstherapie ein. Die Wirkstoffe der immergrünen Pflanze zählen heute zu den meistdiskutierten und bestuntersuchten Phytotherapeutika. Unter den biologischen Therapiemethoden bei Krebs sind Mistelpräparate die am meisten verbreiteten.

Es gibt über fünfzig klinische Studien, die fast alle die Wirksamkeit der Mistelpräparate belegen; dennoch steht die Schulmedizin dieser Behandlungsmöglichkeit nicht nur kritisch, sondern zum Teil ablehnend gegenüber. Für Behauptungen wie, Mistelspritzen könnten Schaden anrichten und das Krebswachstum sogar anregen, wurden keine haltbaren wissenschaftlichen Studien veröffentlicht.

 Bei vielen Krebskranken werden mit der Misteltherapie weniger Schmerz- und Beruhigungsmittel gebraucht und die Nebenwirkungen konventioneller Therapien gemildert.

Die Misteltherapie kann das Tumorwachstum nachgewiesenermaßen verlangsamen, indem sie

- das gesunde Gewebe stabilisiert,
- das Zusammenspiel der Botenstoffe im Immunsystem verbessert,
- die weißen Blutkörperchen stärkt,
- Allgemeinbefinden und Lebensqualität steigert.

Durch die Misteltherapie wird die Erbsubstanz in den Kernen der gesunden Zellen besser geschützt. In den Tumorzellen dagegen setzt die Misteltherapie eine Art Selbstmordprogramm, die so genannte Apoptose in Gang. In Einzelfällen wurde eine Tumorrückbildung beobachtet und dokumentiert.

Wirksam ist die Misteltherapie bei soliden Tumoren; bei Krebserkrankungen des blutbildenden oder des lymphatischen Systems wird von einigen Herstellern eher Zurückhaltung geäußert.

 Als wichtigster Inhaltsstoff gelten in der naturwissenschaftlichen Forschung heute die Lektine, doch sollten die anderen Inhaltsstoffe und ihr Zusammenwirken nicht unterschätzt werden.

In der anthroposophischen Schule wird dem Wirtsbaum eine entscheidende Rolle zugeschrieben. Verwendet werden Gesamtextrakte aus frischem Mistelkraut. Es gibt

- Viscum album M vom Apfelbaum
- Viscum album Q von der Eiche
- Viscum album P von der Kiefer
- Viscum album A von der Tanne

Die aus diesen Pflanzen entwickelten Präpararate sind in verschiedenen Stärken und Serien erhältlich. Hierbei spielen weniger die Inhaltsstoffe, als der Prozess der Herstellung eine wesentliche Rolle. Dieser umfasst außer der Berücksichtigung der Baumart, die Erntezeit und -technik, die Verwendung der Mistelteile und ihr Mischungsverhältnis, die Mischung von Sommer- und Winterextrakt, steriles Abfüllen und Kontrolle des Präparates auf seine biologische Aktivität. Dieser **Herstellungsprozess** ist bei den anthroposophischen Präparaten standardisiert. Man geht davon aus, dass bei stets der gleichen Herstellungsmethode stets das gleiche Präparat entsteht.

Neben den Präparaten der anthroposophischen Misteltherapie gibt es **Mistelphytotherapeutika** mit einem **standardisierten Lektingehalt**. Dabei wird ein pharmazeutisch immer gleiches auf den Inhaltsstoff Lektin standardisiertes Präparat hergestellt. Da man ungefähr 500 Misteleiweißstoffe kennt, jedoch nicht sicher weiß, welche Wirkung sie jeweils haben und wie ihr Zusammenspiel ist, bedeutet eine Beschränkung auf den Lektingehalt möglicherweise eine Wirkungseinschränkung.

Es mag aus Sicht der Schulmedizin wünschenswert sein, nur ein auf einen Wirkstoff genau bestimmtes und mit Sicherheit gleich bleibendes Präparat einzusetzen. Man kann jedoch nicht davon ausgehen, dass ein solches Produkt allein darum schon besser ist.

Die auf Mistellektin standardisierten Präparate sind zwar die mit den besten Informationen zur Produktqualität, sind allein darum aber nicht auch schon wirksamer als die prozessstandardisierten anthroposophischen Mistelpräparate, in denen die Vielzahl der Wirkstoffe enthalten ist.

Welche Präparate beim einzelnen Patienten zur Anwendung kommen, hängt entscheidend von der Erfahrung und dem jeweiligen Hintergrund des behandelnden Arztes ab.

Mistelinfoblatt und Herstelleradressen: GfBK Heidelberg, Tel. 06221-138020, www.biokrebs.de

Mistel – Anwendungsmethoden

Die Behandlung mit Mistelextrakten wird in Intervallen durchgeführt: auf zwei bis drei Monate Therapie folgt eine Pause von vier bis sechs Wochen.

In der Regel wird das jeweils ausgewählte Präparat ein bis drei Mal pro Woche direkt unter die Haut gespritzt. Die Dosierung hängt von der Tumorgröße ab. Außerdem reagiert jeder Patient anders, und die Reaktionen lassen sich nur schwer vorhersehen. Eine **individuelle Betreuung** ist darum immer nötig. Es gibt keine auf alle Patienten optimal anwendbare Dosis. Vielmehr muss der Arzt den Patienten genau beobachten und ihm bei der Schilderung der Beschwerden genau zuhören, um die Therapie den individuellen Bedürfnissen des Patienten anzupassen.

 Der Patient kann sich die Spritzen selbst unter die Haut z.B. in den Oberschenkel oder die Bauchdecke geben. Es ist unbedingt darauf zu achten, dass nie in bestrahlte oder entzündete Hautareale gespritzt wird. Außerdem sollte man nicht immer an dieselbe Stelle spritzen.

Andere Injektionsarten, beispielsweise in die Vene oder sehr selten auch direkt in den Tumor, dürfen nur von einem Arzt oder unter ärztlicher Aufsicht durchgeführt werden.

Bei Wasseransammlungen zwischen den beiden Brustfellblättern kann es sinnvoll sein, Mistelextrakt in den Spalt zwischen die Brustfellblätter zu spritzen. Auch in anderen Hohlräumen des Körpers, wie der Blase, kann Mistelextrakt lokal angewandt werden. Inoperable Tumoren der Speiseröhre konnten zum Teil zerstört werden, indem Mistelextrakt direkt in sie hineingespritzt wurde.

Vor Anwendung dieser Sonderformen ist allerdings immer zunächst eine Vorbereitung mit Spritzen unter die Haut notwendig, um mögliche allergische Reaktionen auszuschließen.

 In der Regel wird man mit einer Misteltherapie nicht das Ziel der Heilung, sondern das der Linderung verfolgen. Mistelextrakt kann wesentlicher Bestandteil eines umfassenden Therapiekonzeptes sein, sollte aber stets individuell eingesetzt werden und keinem starren Therapieschema folgen.

Mit der Misteltherapie sollte man schon vor der Strahlen- oder Chemotherapie beginnen. Mit dem betreuenden Arzt ist abzuklären, ob die Misteltherapie während der Strahlen- oder Chemotherapie ausgesetzt werden muss.

Die Misteltherapie verringert Schäden am Blutbild und im Immunsystem, die durch die konventionellen Therapien hervorgerufen werden. Befürchtungen, sie könne die Wirkung beeinträchtigen. sind unbegründet. Allerdings schwächt sie die Nebenwirkungen ab; die Chemotherapie wird durch eine Misteltherapie besser verträglich.

Zwar ist die Wirksamkeit einer Misteltherapie schwer messbar, es ist jedoch offensichtlich, dass Beschwerden und Schmerzen zurückgehen, der Appetit zunimmt und der Patient sich wohler fühlt. Naturwissenschaftlich erklärlich ist dies durch eine höhere Konzentration an Endorphinen, den so genannten Glückshormonen, im Blut. Und diese Konzentration kann gemessen werden.

Eine Lebenszeitverlängerung durch die Misteltherapie wurde in Einzelfällen nachgewiesen. Durch alle Studien, die zur Mistel durchgeführt wurden, zieht sich wie ein roter Faden die Feststellung, dass sie die Lebensqualität der Patienten hebt.

 Ein Patient, der sich wohler fühlt, kann sich mit seiner Krankheit besser auseinandersetzen und hat dann, durch den Einsatz weiterer Strategien, auch die Möglichkeit, sein Leben zu verlängern.

Wie jede Therapie kann auch die Misteltherapie **Nebenwirkungen** haben. Diese sind aber im wesentlichen Ausdruck des erwünschten immunstimulierenden Effekts. Möglich sind **Rötungen an der Einstichstelle**, die bis zu einem Durchmesser von 3 bis 5 cm unbedenklich sind. Sind die gereizten Stellen größer, sollte die Dosis reduziert oder das Präparat gewechselt werden.

Gelegentlich tritt leichtes Fieber auf. Wenn das längerfristig der Fall ist, sollte das Präparat eventuell abgesetzt werden.

Allergische Reaktionen werden so gut wie nicht beobachtet, können aber prinzipiell vorkommen, sodass vor Anwendung von Mistelpräparaten eine Vortestung erfolgen sollte.

Eine Misteltherapie ist unangebracht, wenn akute Entzündungen bestehen. Außerdem sollte nicht gleichzeitig mit Mistelpräparaten und Interleukinen behandelt werden.

Die Misteltherapie in der unterstützenden Krebsbehandlung lässt noch viel Raum für Forschung offen, weitere Ergebnisse sind zu erwarten und ihre Bedeutung ist noch nicht abzusehen.

 Bopp, Annette (1999) Die Mistel – Heilpflanze in der Krebstherapie. Rowohlt

 GfBK Heidelberg, Tel. 06221-138020, www.biokrebs.de

Echinacea

Echinacea ist unter verschiedenen Namen bekannt, wie Purpursonnenhut oder Roter Sonnenhut. Die Pflanze, von der alle oberirdischen Teile medizinisch verwendet werden, stammt aus Nordamerika, wird inzwischen aber in vielen Teilen der Welt angebaut. Die Indianer verwendeten sie sowohl zur äußerlichen Anwendung bei Wunden, als auch zur innerlichen Anwendung bei Krämpfen, Infektionskrankheiten, Fieber und als Gegengift bei Schlangenbissen. Da sich die Wirkstoffe der Pflanze bei Trocknung vermindern, ist der Tee weniger wirksam. Vielmehr müssen Echinaceapräparate aus möglichst frischen Pflanzen hergestellt werden.

Die Einnahme von Echinaceapräparaten ist eine bewährte Methode zur Aktivierung des Immunsystems, denn sie steigern die Zahl der weißen Blutkörperchen und aktivieren die Leistung verschiedener Abwehrzellen. Die Pflanze enthält eine Reihe unterschiedlicher Stoffe, deren Wirksamkeit in den letzten Jahren vermehrt in Laborversuchen untersucht wurde.

 Bei der regelmäßigen Einnahme von Echinacea müssen Pausen eingelegt werden, um eine Überstimulation des Immunsystems zu vermeiden. Bei Erkrankungen des blutbildenden Systems sollte kein Echinacin eingenommen werden.

Eine sinnvolle vorbeugende Anwendung sieht bei Erwachsenen etwa so aus, dass man viertel- oder halbjährlich Echinacea über einen Zeitraum von vier bis sechs Wochen einnimmt.

In der Krebstherapie kann man die immunstimulierende Wirkung und die Tatsache nutzen, dass Nebenwirkungen konventioneller Therapien eingedämmt weden.

Unerwünschte Wirkungen von Echinacea sind bisher nicht bekannt, jedoch werden Auswirkungen auf das Knochenmark oder eine Förderung der Zellteilungsprozesse als mögliche Nebenwirkungen bei einer Einnahme von Echinacea über lange Zeit vereinzelt als mögliches Risiko in Betracht gezogen.

 Schmiedel, Volker; Augustin, Matthias (1998) Handbuch Naturheilkunde. Haug

Ginseng und Taigawurzel

Seit einigen tausend Jahren gilt Ginseng in der traditionellen chinesischen Medizin als bewährtes Heilmittel. Die heilkräftige Wurzel ist in der Natur nur noch selten zu finden und wird darum gezielt angebaut. Ideale Wachstumsbedingungen findet die Pflanze in Nordostasien.

Ginseng gehört zur Familie der Efeugewächse und enthält über zwanzig biologisch wirksame Substanzen aus der Gruppe der so genannten Saponine. Sie gelten als wichtige Abwehrstoffe gegen Infektionen, denn sie aktivieren das Immunsystem, kräftigen und entgiften den Körper. Die Wurzel hilft bei allgemeiner Körperschwäche und nach langer Krankheit, bei Angstzuständen und Schlaflosigkeit.

Ginseng reguliert den Blutdruck, verbessert die Sauerstoffversorgung und vieles andere. Die Wurzel fördert auch die Blutbildung im Knochenmark, sodass sie als Ergänzung zur Chemotherapie wertvoll sein kann.

Man unterscheidet weißen und roten Ginseng, wobei der rote der gehaltvollere ist. Ginsengpräparate sollten einen Gehalt an Ginsenosiden von mindestens acht Prozent haben.

 Weil Ginseng in großem Stil künstlich angebaut wird, kann die Wurzel allerdings neben den gewünschten Wirkstoffen auch viele Rückstände von Insektiziden und Pflanzenschutzgiften enthalten.

Als Ersatz bietet sich die **Taigawurzel** an, von der es große Wildbestände in Sibirien gibt. Auch in Nordchina und Korea ist die Pflanze zu finden, der weder große Hitze noch Frost, Trockenheit oder Feuchtigkeit etwas anhaben können.

Die Wurzel wurde in Russland, in Deutschland und in Kalifornien in Labors untersucht, und man stellte fest, dass eine Reihe der Wirkstoffe, die in der Ginsengwurzel vorkommen, auch in der Taigawurzel enthalten sind.

Sie erhöht die Spannkraft ohne zu erregen oder den Schlaf zu stören. Es gibt sie als Tee oder Tinktur zu kaufen. Gegenüber den in Europa erhältlichen Ginsengpräparaten haben Taigawurzelpräparate eine größere Wirksamkeit und bessere Reinheit. Da sie nebenwirkungsfrei ist, ist eine Selbstbehandlung möglich – dies gilt für die Taiga- wie für die Ginseng-Wurzel.

 Vonarburg, Bruno (1996) Natürlich gesund mit Heilpflanzen. Haug

Chinesische Phytotherapie

In der traditionellen chinesischen Medizin steht der Patient im Mittelpunkt des Geschehens, nicht die Erkrankung, für die es oft nicht einmal einen Namen gibt. Es geht um die subjektive Befindlichkeit des Patienten, nicht um einen objektiven Krankheitsbefund.

Neben Qi Gong (⇨ 146), Akupunktur und Ernährung kommen pflanzliche Rezepturen zum Einsatz. Die Therapie mit pflanzlichen Wirkstoffen macht den größten Teil der Behandlung aus und ist in ihrer Art nicht nur fast einmalig, sondern vor allem über einen äußerst langen Zeitraum empirisch erprobt. Über 2000 Jahre sind Behandlungen und Behandlungserfolge dokumentiert.

Die traditionelle Medizin ist in China Teil der Schulmedizin, in deren Rahmen viele Studien zum Problemkomplex Kräuter und Krebstherapie durchgeführt werden. Die chinesische Phytotherapie greift nachweislich ins Krebsgeschehen ein, doch sind Studien, die diese Wirkung untersuchen und beschreiben, meist auf Chinesisch verfasst mit kurzen englischen Zusammenfassungen, sodass die wertvollen Ergebnisse nur langsam und mühsam in die westliche Medizin übernommen werden.

In der chinesischen traditionellen Medizin werden Funktions- und Befindlichkeitsstörungen analysiert und individuell therapiert – gefragt wird, wie es dem Patienten geht. Man kann darum den Zustand des Patienten sehr genau beschreiben und durch die Behandlung verbessern, es fehlen aber Wörter, die eine Krankheit bezeichnen. Krebs als Diagnose existiert nicht und er wird auch nicht behandelt. Die Behandlungen richten sich vielmehr auf den Patienten, man tut alles, damit es ihm wieder gut geht. Interessant sind weniger Qualität und Größe des Tumors als Schmerzen, Schlaf- und Konzentrationsstörungen oder körperliche Funktionsstörungen des Patienten und ihre Beseitigung.

Die Phytotherapie wird oft mit Akupunktur verbunden und sollte von speziell dafür ausgebildeten Ärzten durchgeführt werden.

 Societas medicinae siniensis, München, Tel. 089-335674

 Porkert, Klinische chinesische Pharmakologie. Phainon

SPES

SPES® ist der Handelsname eines komplexen chinesischen Pflanzenextraktes aus 15 Heilkräutern und sowohl in den USA als auch in den Niederlanden als Nahrungsergänzungsmittel und Immunstimulans zugelassen.

Tausende von Krebspatienten in den USA nehmen diese Kapseln ein, weil das Mittel vor allem schmerzstillende Wirkung hat und das Tumorwachstum verzögert, wie in einer Studie bei Patienten mit Leberkrebs bzw. Lebermetastasen nachgewiesen wurde.

 Die schmerzstillende Wirkung von SPES wurde im Hinblick auf Tumorschmerzen als so stark wie die von Opiaten eingestuft. Bei drei Viertel der Patienten, die das Präparat einnahmen, wurde eine deutliche Verbesserung des Allgemeinbefindens beobachtet.

Nebenwirkungen treten keine auf, allerdings kann es bei bestehenden Bluterkankungen zu Gerinnungsstörungen kommen.

Die Kosten für eine Behandlung werden von den Kassen in der Regel nicht übernommen. Bei einer Dosierung von 3 x 1 Kapsel am Tag belaufen sie sich auf fast 300 $ im Monat.

Patientenberichte, zum Beispiel bei fortgeschrittenem Brustkrebs mit Metastasen oder metastasiertem Darmkrebs, legen die Vermutung nahe, dass man möglichst früh mit einer SPES-Therapie beginnen sollte und nicht erst, wenn konventionelle Therapien versagt haben.

Meist werden alternative Mittel erst angewandt, wenn die Situation des Kranken kritisch ist. Da das Präparat begleitend zu konventionellen Therapien eingenommen werden kann, ist es sinnvoll, es schon frühzeitig einzusetzen, um die Bildung von Metastasen zu verhindern und gleich von Anfang an, Immunsystem und Befindlichkeit zu verbessern. Umfassende klinische Studien fehlen leider noch, sodass grundsätzliche Empfehlungen nicht ausgesprochen werden können.

 Med-Pro Service-Büro in Deutschland, Tel. 030-80906305

 www.med-pro.org/med-pro/spes.htm

PC-SPES

PC-SPES® ist ein Produkt aus sieben chinesischen Heilpflanzen und einer nordamerikanischen zur Behandlung von Prostatakrebs. Wie SPES stimuliert es das Immunsystem, wirkt aber auch wahrscheinlich hemmend auf das Tumorzellwachstum und durch östrogenartige Effekte im Sinne einer Hormonblockade.

Prostatakrebs ist weit verbreitet. Das Präparat wird in akuten Krankheitsphasen in hoher Dosierung eingenommen, die später reduziert wird.

 Die Therapie mit diesem Heilkräuterextrakt sollte wegen einiger Nebenwirkungen hormoneller Art und möglicher Förderung der Thromboseneigung ärztlich überwacht werden.

Sogar in fortgeschrittenen Stadien kann der Kräuterextrakt zu einer überraschenden Verbesserung der Befindlichkeit führen und einen Rückgang von Tumorprozessen bewirken.

Prostatakrebs wird häufig im Anfangsstadium mit einer Anti-Hormontherapie behandelt. Die Behandlung mit PC-Spes kann alternativ zur klassischen Anti-Hormontherapie, aber auch in Kombination mit dieser erfolgen.

Die Behandlung mit dem Präparat kann einen operativen Eingriff oder eine Strahlentherapie nicht ersetzen, aber wenn beispielsweise eine Gewebeprobe aus dem Tumor entnommen werden soll, ist eine antihormonelle Therapie mit diesem Kräuterextrakt als Schutzmaßnahme anzuraten.

In Europa wird das patentierte Präparat über eine Firma in Woudenberg in den Niederlanden vertrieben. Die Kosten für eine Behandlung mit PC-SPES liegen monatlich bei mindestens 320 $.

Das Mittel enthält zwar kein Östrogen oder ähnliche Substanzen, entfaltet aber östrogenartige Wirkungen, sodass Nebenwirkungen in Form von Brustwarzenempfindlichkeit, eingeschränkter Geschlechtstrieb, Wadenkrämpfe und eine erhöhte Thromboseneigung auftreten können.

 Bundesverband der Prostataselbsthilfe e.V., Dortmund, Tel. 0231-163783

 Lewis, James (1999) The Herbal Remedy for Prostate Cancer. Health Education, Westbury NY

 http://www.prostatakrebse.de
http//www.med-pro.org

Aufmunternde Pflanzen

Johanniskraut ist in ganz Europa, Nordafrika und Westasien heimisch. Es wird seit dem Altertum bei Durchfallerkrankungen, Erkrankungen der Leber, bei Entzündungen und zur Wundheilung verwendet.

Es gibt Studien, in denen nachgewiesen wird, dass Patienten mit leichten Depressionen ebenso gut mit Johanniskrautpräparaten behandelt werden können wie mit chemischen Antidepressiva. Johanniskraut hat jedoch weniger Nebenwirkungen und ist besser verträglich als die chemisch hergestellten Mittel. Auch Konzentrations- und Reaktionsvermögen werden nicht beeinträchtigt.

Allerdings kann eine ständige Einnahme von Johanniskraut die Wirksamkeit anderer Medikamente beeinflussen; dies gilt beispielsweise für Herzmedikamente und Mittel, die die Blutgerinnung herabsetzen.

Johanniskrautöl kann äußerlich zur Behandlung von Hautverletzungen angewandt werden, oder es kann eingenommen werden gegen depressive Verstimmungen, nervöse Unruhe und Angstzustände.

Der Wirkungsmechanismus für die antidepressive Wirkung von Johanniskraut ist derzeit nicht vollständig geklärt, obwohl eine ganze Reihe von Wirkstoffen der Pflanze bereits ermittelt werden konnte. Eine deutliche stimmungsaufhellende Wirkung setzt in der Regel erst nach mehreren Wochen ein.

 Man nimmt täglich ungefähr 750 bis 900 mg Extrakt in Tabletten- oder Kapselform ein; als Tee zubereitet, sollte man morgens und abends ein bis zwei Tassen trinken, wobei jeweils zwei Teelöffel Johanniskraut mit kochendem Wasser (ca. 150 ml) überbrüht werden.

Neben Johanniskraut und in Kombination damit können **Kava-Kava-Präparate** aus dem Rauschpfeffer hilfreich sein. Die Pflanze ist auf den Südseeinseln heimisch und wird traditionell unter anderem bei Atembeschwerden, Rheuma und Schlaflosigkeit als Trank eingenommen. Die Wirkstoffe setzen die Muskelspannung herab, wirken entkrampfend und angstlösend. Eine deutliche Wirkung setzt ungefähr nach einer ein- bis zweiwöchigen Behandlung ein. Bei endogenen Depressionen darf Kava-Kava nicht eingenommen werden.

 Vonarburg, Bruno (1996) Natürlich gesund mit Heilpflanzen. Haug

Grüner Tee

In Asien wird, anders als bei uns, viel grüner Tee getrunken, und anders als bei uns treten dort bestimmte Krebserkrankungen weit seltener auf. Man nimmt an, dass Polyphenole als wichtige Komponenten des grünen Tees gegen Krebserkrankungen wirksam sind.

Das Forschungsinteresse gilt besonders den Polyphenolen und unter diesen vor allem einem bestimmten Katechin im Grünen Tee, das die Bildung von Nitrosaminen hemmt. Tierversuche zeigten, dass sich damit die Entstehung von Haut-, Lungen- und Speiseröhrenkrebs verhindern oder wenigstens verzögern ließ.

Das Katechin verändert den krebserzeugenden Stoffwechsel; es schützt den Körper vor freien Sauerstoffradikalen und vor lokalen Zellvermehrungen. Die antioxidative Wirkung dieses Katechins ist zweihundert Mal stärker als die von Vitamin E und fünfhundert Mal stärker als die von Vitamin C.

Es ist der Gehalt an Katechinen, der den größten Unterschied zwischen grünem und schwarzem Tee ausmacht. Sie sind ungefähr zehn Mal mehr im grünen Tee enthalten und werden durch Fermentierung in andere Arten von Polyphenolen verwandelt. Tee enthält außerdem Kalium und andere Mineralstoffe, verschiedene Kohlenhydrate, Aminosäuren und Proteine sowie Koffein.

Grüner Tee darf in beliebig großer Menge getrunken werden. Er wirkt belebend und steigert die Konzentrationsfähigkeit. Allerdings sind viele Teesorten mit Pestiziden belastet. Es gibt kaum einen unbelasteten Tee im Handel. Nur in Japan werden pestizidfreie Anbaumethoden angewandt.

Wie viel man schließlich von all diesen im Teeblatt enthaltenen Stoffen in der Tasse hat, hängt vor allem vom Alter der Blätter bei der Ernte, der Wassertemperatur und davon ab, wie lange man den Tee ziehen lässt. Bei der Zubereitung ist zu beachten, dass die Wassertemperatur nicht zu hoch sein sollte. Man rechnet einen Esslöffel Teeblätter pro Liter Wasser. Der Tee sollte ungefähr ein bis zwei Minuten ziehen und durch ein Sieb in eine Servierkanne gegossen werden.

Hu Hsiang-Fan, Zerbst, M. (1998) Natürlich gesund durch grünen Tee. Wie Sie die ganze Heilkraft nutzen: Alles über Sorten, Rezepte und Zubereitung. Trias

Lapacho-Tee

Ähnlich wie grüner Tee ist Lapacho-Tee in der Krebstherapie unterstützend einsetzbar. Es handelt sich um einen Baumrindenaufguss, der in der südamerikanischen Volksmedizin weit verbreitet ist. Eine Reihe von Wirkstoffen aus diesem Tee haben sich in Labortests als gut wirksam gegen Tumorzellen herausgestellt. In niedriger Dosierung stimulieren diese Wirkstoffe das Immunsystem.

„Lapacho" ist die in Europa übliche, aus Argentinien und Paraguay übernommene Bezeichnung für die Baumgattung, von der die Rinde gewonnen wird. Die Tabubeia-Bäume wachsen von Mexiko bis Nordargentinien, vor allem aber in Brasilien. Bei der indianischen Bevölkerung wird dieser Tee seit langem eingesetzt, um neben verschiedenen Erkältungskrankheiten, Entzündungen und Geschwüren auch Leukämie sowie Krebsarten des Verdaungstraktes und der Lunge zu behandeln.

Die Wirkung des Tees gegen Krebs liegt in erster Linie in seiner das Immunsystem stimulierenden Wirkung, wie sie ähnlich auch von der Mistel bekannt ist. Er lindert die Nebenwirkungen einer Chemotherapie und verursacht selbst keine Nebenwirkungen. Bei äußerlicher Anwendung ist Vorsicht geboten, da es hier zu allergischen Reaktionen kommen kann.

In den 60er Jahren übernahmen brasilianische Ärzte die indianische Behandlungsmethode und berichteten von Aufsehen erregenden Behandlungserfolgen. Systematische Untersuchungen der Wirkstoffe begannen und konnten die Wirksamkeit gegen verschiedene Bakterien und Viren nachweisen sowie entzündungs- und schmerzlindernde Wirkung. Interessant ist vor allem aber, dass verschiedene Stoffe der Tabubeiarinde auch gegen Krebszellen wirksam sind. Allerdings wird die Wirksamkeit hier stark von der Krebsart und der Art, in welcher Form und wie die Wirkstoffe verabreicht werden, bestimmt. Durch Tee wird keine die Tumorzellen abtötende Dosis erreicht, vor allem auch darum, weil die speziellen Wirkstoffe zum größten Teil nicht wasserlöslich sind. Der Tee wird vielmehr wegen der immunstimulierenden Wirkung anderer, in der Rinde enthaltener Stoffe unterstützend in der Krebstherapie eingesetzt.

Es gibt verschiedene Präparate auf dem Markt, zum Teil auch als Teebeutel, mit Angaben für die Zubereitung und Dosierung.

Walter Lübeck (1997) Heilen mit Lapacho Tee. Die Heilkraft des göttlichen Baumes. Windpferd

Rooibos-Tee

Rooibos-Tee wird wie Ginseng in Asien und Lapacho in Südamerika schon lange in Südafrika als Mittel der Volksmedizin eingesetzt. Er enthält viele lebenswichtige Spurenelemente wie Eisen, Magnesium und Zink. Außerdem ist er eines der wenigen Lebensmittel, die Fluor enthalten.

 Dieser Tee wirkt antidepressiv und lindert Krämpfe des Magen-Darm-trakts. Er enthält Flavonoide, die verhindern, dass sich freie Radikale bilden, und stärkt außerdem das Immunsystem, sodass er sich unterstützend in der Krebstherapie anwenden lässt.

Rooibos-Tee ist ein wertvolles Nahrungsmittel zur Vorbeugung gegen Krebs und ein brauchbarer Zusatz in der Krebstherapie. Seine Wirkung kann er dann besonders gut entfalten, wenn insgesamt eine gesunde Lebensweise eingehalten wird.

Das Angebot an Rooibos-Tee ist derzeit noch sehr übersichtlich; er ist außerdem sehr preiswert. Beim Kauf ist darauf zu achten, dass die Blätter nicht vergilbt aussehen. Der Tee sollte eine kräftige rotbraune Farbe haben. Er wird wie schwarzer Tee zubereitet, und man kann aus den Blättern auch einen zweiten oder dritten Aufguss herstellen, wie es etwa bei grünem Tee möglich ist.

Rooibos-Tee kann anders als Lapacho-Tee auch risikolos äußerlich angewendet werden, um beispielsweise Hautkrebs vorzubeugen. Auf dem Markt sind außerdem Rooibos-Cremes.

Am Rande sei bemerkt, dass der Tee in Südafrika auch als Mittel gegen Alterungsprozesse gilt. Wissenschaftlich gesichert ist diese Ansicht nicht, jedoch führt Rooibos-Tee anerkanntermaßen dem Körper ein Enzym zu, das er mit fortschreitendem Alter weniger selbst produziert.

 Knoller, Rasso (1999) Rooibostee. Gesundheit zum Trinken. Haug

 http://www.rooibosltd.co.za./rooibosa.htm

Essiac-Tee / Flor-Essence

Essiac-Tee ist ein Kräutertee und ein Mittel der indianischen Naturheilmedizin in Kanada. Dort gilt er als heiliges Getränk, das den Körper reinigt und bei Krankheiten ins Gleichgewicht zurückbringt.

Zu den Bestandteilen gehören amerikanische Ulmenrinde, kleiner Sauerampfer, Kletten- und Rhabarberwurzel. Alle diese Stoffe haben blutreinigende und entzündungshemmende Wirkung; insbesondere Sauerampfer und Klettenwurzel enthalten Stoffe, die vor Krebs schützen können.

Die traditionellen Bestandteile, die allein als Tee in der Behandlung gegen Krebs nicht ausreichen, sondern in einem umstrittenen Behandlungsverfahren in den 30er bis 60er Jahren gespritzt wurden, werden durch Brunnenkresse, Bitterdistel, Rotklee und Rotalgen ergänzt, sodass sich die Wirkung des Aufgusses verstärkt. Diese Mischung wird auch als Flor-Essence® vertrieben.

 Nach den vorliegenden Erkenntnissen kann Essiac-Tee in der Krebstherapie zwar bedenkenlos ergänzend angewandt werden. Vor allzu optimistischen und anpreisenden Darstellungen des Produktes ist eine gewisse Skepsis angebracht.

In einzelnen Fällen hat Essiac wohl heilsame Wirkung bei schweren Krebserkrankungen entfaltet und wird von verschiedenen Ärzten für schmerzlindernd und belebend gehalten. Er wurde auch schon als „Heilmittel gegen Krebs" bezeichnet, doch fehlen für die Gültigkeit dieser Aussage wirkliche Belege!

Flor-Essence wird in Kanada und Mexiko vertrieben, ist in den USA allerdings verboten. In Deutschland ist das Produkt erhältlich. Der Tee muss über lange Zeit getrunken werden und ist besonders für die Vorbeugung geeignet. Die Kosten belaufen sich für eine monatliche Ration auf ungefähr 25 DM.

Die immunstimulierende und reinigende Wirkung des Tees wie auch die regulierende Wirkung auf das Darmgeschehen lässt sich bei einer großen Vielfalt von gesundheitlichen Problemen und Krankheiten nutzen.

 Ulmer, Günter Albert (1995) Die Gesundheit finden mit Flor-Essence. Verlag Ernährung und Bewusstsein, Rottweil-Zepfenhan

Weihrauch

Gold, Weihrauch und Myrrhe bilden in der homöopathischen Medizin ein kombiniertes Mittel. Es gibt auch reine Weihrauchkapseln oder -tropfen, die unterstützend zur konventionellen Therapie insbesondere bei **Hirntumoren** eingenommen werden können.

Obwohl noch viele Fragen zu klären sind und die heilende Wirkung des Weihrauchs in klinischen Studien zu belegen ist, konnten schon erste Erfolge in der Behandlung von Hirntumoren mit Weihrauchpräparaten beobachtet werden.

Bei Hirntumoren kommt es häufig zu Ödemen, die man bisher vor allem mit Kortisonpräparaten zu beeinflussen versucht. Die Ödeme nehmen oft mehr Raum ein als der Tumor selbst und tragen erheblich zu einer Verschlimmerung der Erkrankung bei. Darum spielen in der Behandlung von Hirntumoren Versuche, Hirnödeme zum Verschwinden zu bringen, eine wichtige Rolle.

 Patienten, die im Rahmen einer klinischen Studie Weihrauchpräparate bekamen, spürten schon nach wenigen Tagen positive Wirkungen. Mit den Ödemen bei Hirntumoren gingen die Lähmungen und Kopfschmerzen zurück.

Diese Wirkung wird auf die Boswelliassäuren als entscheidendem Weihrauchwirkstoff zurückgeführt. Sie sind in der Lage die Blut-Hirn-Schranke, die das Gehirn vor Schadstoffen schützt, zu überwinden und können dort an Ort und Stelle die Ödeme zum Abschwellen bringen. In manchen Fällen macht die Einnahme von Weihrauch die Einnahme von Kortison überflüssig. Im Labor und in Tierversuchen hat die Säure sogar Tumorzellen absterben lassen. Es ist allerdings noch fraglich, ob dies auch bei Menschen möglich sein wird.

Weihrauch wirkt schmerzlindernd, beruhigend, entzündungshemmend und immunstimulierend.

Es gibt Weihrauch als Kapseln, Tabletten und Tropfen für die innere Anwendung und als Öl zur Anwendung im Badezusatz oder in Pflegecreme. Auch als Mundspülung bei Schleimhautentzündungen kann Weihrauchöl verwendet werden.

 Kluge, Heidelore; Fernando, R. Charles (1998) Weihrauch und seine heilende Wirkung. Haug
Infoblatt „Hirntumore: Weihrauch als Ergänzung", GfBK
Tel. 06221-138020, www.biokrebs.de

Cannabis

Cannabispräparate können bei Schmerzzuständen und Appetitlosigkeit, bei Übelkeit und Erbrechen, die als Nebenwirkungen der Chemotherapie auftreten, eingesetzt werden. Cannabis lockert die Muskeln, wirkt erweiternd auf die Bronchien und stimmungsaufhellend. Kranke erleben gewissermaßen einen Urlaub von der Krankheit, fühlen sich entlastet und heiter, das Essen schmeckt köstlich und Musik klingt wunderbar.

Cannabis kann geraucht oder eingenommen werden, wobei die Wirkung beim Rauchen schneller eintritt, besser dosiert werden kann und schneller wieder abflacht. Andererseits werden die Atemwege durch den Rauch gereizt und die Schleimhaut geschädigt. Die Dosierung des Wirkstoffs THC (Dronabinol) ist bei natürlichen Cannabisprodukten schwierig, weswegen eine Aufnahme über den Verdauungstrakt risikoreicher ist und unterbleiben sollte.

 Der Umgang mit Cannabisprodukten ist gesetzlich geregelt. Der Wirkstoff Delta-9-THC darf seit 1998 mit einem Betäubungsmittelrezept in Deutschland verschrieben werden. Die pharmakologisch unbedenklichen Produkte Marinol® und Nabilon® müssen aus den USA oder Großbritannien eingeführt werden und sind sehr teuer.

Natürliche Cannabisprodukte sind weiterhin verboten, werden oft aber für wirkungsvoller gehalten. Man kann sie in den Niederlanden in einigen Apotheken erhalten oder bei Vorlegen einer ärztlichen Bescheinigung im „Stiching Institute of Medical Marijuana" in Rotterdam. Die Einfuhr natürlicher Cannabisprodukte nach Deutschland, in die Schweiz und nach Österreich ist verboten. Das gilt auch für den Anbau.

Cannabis wirkt auf viele Organsysteme, sodass eine Vielzahl von Nebenwirkungen auftreten können, die allerdings keine schweren Auswirkungen haben. Eine umfassende medizinische Erforschung von THC zu therapeutischen Zwecken ist aus rechtlichen Gründen schwierig.

 Grotenhermen, Franjo; Huppertz, Renate (1997) Hanf als Medizin. Die Wiederentdeckung einer Heilpflanze. Haug

 Cannabis Medizinarbeitsgemeinschaft, ACM, Arnimstraße 1a, 50825 Köln Tel. 0221-912 30 33

 http://www.acmed.org

Hilfe zur Selbsthilfe

Ernährung und Krebs

Es steht außer Frage, dass die Ernährung einen wichtigen Einfluss auf die Entstehung von Krebs hat. Die Bedeutung der Ernährung im Zusammenhang mit Krebs ist heute unbestritten. Gesunde Ernährung vermindert das persönliche Krebsrisiko und beugt nach überstandener Erkrankung einem Rückfall vor.

Richtige Ernährung versorgt den Körper mit Schutzstoffen und stärkt die körpereigenen Abwehrkräfte.

 Möglicherweise spielt der Mangel an Schutzstoffen in der Nahrung für die Entstehung von Krebs eine größere Rolle als die Aufnahme von Stoffen, die Krebs erzeugen können.

Zu den Schutzstoffen gehören:

- pflanzliche Lebensmittel mit bioaktiven Substanzen,
- Vitamine, Mineralstoffe und Spurenelemente,
- Ballaststoffe,
- milchsauer vergorene Lebensmittel,
- wenig Fett in richtiger Kombination.

Besonders wirksam als Schutz vor Krebs sind sekundäre Pflanzenstoffe wie Karotin (⇨ 118), Phytoöstrogen (⇨ 128), Polyphenole (⇨ 100), Ballaststoffe, schwefelhaltige Substanzen, natürliche Aromastoffe und viele andere.

Es gibt nicht eine gesunde Kostform, die für alle geeignet ist. Die klassische Vollwertkost kann für den einen richtig, für den anderen aber belastend sein. Die Küche der Mittelmeerländer legt zwar geringen Wert auf Vollwertprodukte, ist aber gemüse- und obstreich und wird von vielen Menschen sehr gut vertragen.

 Es gibt keine Krebsdiät oder Anitkrebsdiät. Aber mit einer sinnvollen Ernährung – an die persönlichen Bedürfnisse angepasst – können die Selbstheilungskräfte entscheidend gefördert werden

Gesunde Ernährung ist nur dann wirklich gesund, wenn sie mit Genuss aufgenommen werden kann und gut bekommt.

Eine gesunde Ernährung

- stabilisiert das Immunsystem,
- vermindert die Nebenwirkungen der Strahlen- oder Chemotherapie,
- beugt einer Mangelernährung vor,
- verbessert die Lebensqualität.

Eine fehlerhafte Ernährung bewirkt jeweils das Gegenteil. Falsche Ernährung ist für viele andere so genannte Zivilisationskrankheiten verantwortlich. Viel Fett, viel Natrium, wenig Vitamine, wenig Spurenelemente sind häufig charakteristische Merkmale unserer heutigen Ernährung.

Eine dem menschlichen Organismus angemessene Ernährung enthält hauptsächlich viele frische, pflanzliche Nahrungsmittel und wird gegebenenfalls ergänzt durch wenig mageres Fleisch oder Fisch.

Einerseits verändern moderne Landwirtschaftsmethoden und Umweltbelastungen den Mineralstoff- und Vitamingehalt der geernteten Früchte, und moderne Verarbeitungsmethoden entziehen den Nahrungsmitteln weitere lebenswichtige Inhaltsstoffe. Andererseits belastet Umweltverschmutzung den menschlichen Organismus, sodass er einen erhöhten Bedarf an Mikronährstoffen (⇨ 117) hat. Verbreitete Genussmittel wie Tabak und Alkohol beeinträchtigen das Stoffwechselgleichgewicht zusätzlich.

Die Mechanismen sind oft schwer zu durchschauen. Man kann zwar prinzipiell Vitamin C aus Orangen zu sich nehmen, aber unreif geerntete und schlecht gelagerte Orangen enthalten um die Hälfte weniger Vitamin C als ausgereifte; und wer meint, dass Chips noch die Inhaltsstoffe der Kartoffel enthalten, weiß nicht, dass sie Ballaststoffe und Vitamine durch den Verarbeitungsprozess verliert.

Der Hauptbestandteil der Nahrung sollte aus kohlenhydratreichen Nahrungsmitteln bestehen, aber nicht aus Zucker und Stärke. Die Nahrungsmittel sollten komplexe Kohlenhydratverbindungen enthalten, in denen auch noch Mineralstoffe und Vitamine stecken.

Je weniger ein gesundes Nahrungsmittel bearbeitet ist, um so mehr Nutzen hat der Organismus davon. Dies gilt für die Zubereitung in der eigenen Küche und in viel stärkerem Maß für industriell verarbeitete landwirtschaftliche Produkte. Vollends unberechenbar wird **genmanipuliertes Obst und Gemüse** und ist darum zu meiden.

Man sollte auf eine gesundheitsfördernde Ernährung achten, dabei ist eine individuell auf die Bedürfnisse des Einzelnen abgestimmte Ernährung nicht als eine Diät zu verstehen.

Broschüre „Ernährung und Krebs", GfBK Heidelberg, Tel. 06221-138020, www.biokrebs.de

Kretschmer, Christine; Herzog, Alexander (1998) Gesunde Ernährung bei Krebs. Haug

Umstellung Schritt für Schritt

Wenn die Ernährung umgestellt werden soll, darf das nicht von einem Tag auf den anderen geschehen, sondern muss schrittweise erfolgen. Andernfalls kommt es zu Verdauungsproblemen und Unwohlsein.

 Essen soll in erster Linie etwas Angenehmes sein. Ob in Gesellschaft oder allein, sollte man sich Zeit dafür nehmen und in Ruhe genießen. Bereits diese Einstellung zum Essen mag für manchen eine gravierende Umstellung bedeuten, denn sie kostet Zeit und verändert den Lebensrhythmus.

Da jeder Mensch in anderer Weise mit Verdauungsenzymen ausgestattet ist, verträgt nicht jeder die gleichen Nahrungsmittel gleich gut. Man sollte sich also nicht mit einem Nahrungsmittel quälen, bloß weil es als vermeintlich gesund empfohlen wurde. Für den, der sich bei oder nach dem Verzehr des Nahrungsmittels unwohl fühlt, ist dieses Nahrungsmittel dann augenblicklich nicht gesund. Leider nehmen die Lebensmittelallergien auch sehr zu, so dass die individuelle Verträglichkeit immer mehr an Bedeutung gewinnt.

Bereits beim Einkauf ist es sinnvoll darauf zu achten, bevorzugt Produkte aus ökologischem Anbau, die streng auf Schadstoffgehalt geprüft sind, zu kaufen.

Die Umstellung der Nahrungsmittel kann damit beginnen, Frisches anstelle von Konserven zu verzehren und Produkte mit Lebensmittelzusatzstoffen wie Phosphate, Nitritpökelsalz und Farbstoffe möglichst zu meiden.

Salatöle aus Oliven, Distel oder Sonnenblumen sollten kaltgepresst und nicht raffiniert sein, Sauermilchprodukte sollten einen hohen Anteil an rechtsdrehender L(+)-Milchsäure haben.

Statt fettem **Fleisch** sollte mageres gegessen werden, generell sollte Fleisch reduziert werden. Der Eiweißbedarf kann heute völlig unproblematisch mit hochwertigen pflanzlichen Eiweißen ersetzt werden, wobei der Verzicht auf Fleisch nicht zwingend notwendig ist. Man kann auch häufiger Fisch essen.

Salz kann in Maßen eingesetzt, sollte aber durch Würzen mit Hefepaste, Hefeflocken, sehr fein zerkleinerten Gewürzen und frischen Kräutern ergänzt werden.

Zucker sollte langsam reduziert und gegebenenfalls durch Honig, Apfel- oder Birnendicksaft, Zuckerrüben- oder Ahornsirup ersetzt werden.

Je weniger Verarbeitungsschritte ein Nahrungsmittel durchlaufen hat, desto mehr gesunde Inhaltsstoffe enthält es. Darum ist Rohkost gesund. Da sie aber nicht immer gut vertragen wird, sollte man es bei der Zubereitung zunächst mit sehr kurzen Garzeiten versuchen und Rohkost grundsätzlich abends nicht zu sich nehmen. Man kann auch einen Teil des Gemüses roh belassen und fein zerkleinert unter das gekochte Gemüse mischen.

 Bei einem sehr empfindlichem Darm kann es empfehlenswert sein, Rohkost zeitweise ganz zu meiden. Obst kann man in Form von leicht gesüßtem Kompott zu sich nehmen und gekochtes Gemüse auf geschälte Tomaten, Fenchel oder gelbe Rüben beschränken.

Abends sind eine Gemüsesuppe oder Kartoffeln gut verträglich und geeigneter als Wurstbrote, denn nahezu alle Wurst- und Aufschnittsorten enthalten Phosphate und Nitritpökelsalz. Morgens empfiehlt sich Obstsalat, Müsli oder Frischkorngetreidebrei.

Bei **Brot** sollte Vollkornbrot gewählt werden, das es auch aus feingemahlenem, relativ hellem Mehl gibt. Sehr schmackhaft sind Vollkornbrote mit Nussanteilen.

Ein Glas Mineralwasser gleich nach dem Aufstehen regt Kreislauf und Stoffwechsel an.

Empfehlenswerte Getränke sind kohlensäurearme Mineralwässer, Tees (⇨ 100 ff.) und Obst- oder Gemüsesäfte. Fruchtnektare und Fruchsaftgetränke, wie sie im Handel angeboten werden, sind weniger geeignet, aber jedenfalls besser als Limonade.

Milch und Molke können getrunken werden, Kaffee (⇨ 133) in Maßen, Bier und Wein nur im Rahmen verträglicher Alkoholgrenzen.

Bei einer **Ernährungsumstellung** darf nicht vergessen werden, dass persönliche Faktoren berücksichtigt und persönliche Erfahrungen gesammelt werden müssen. Die Umstellung sollte langsam erfolgen und auf Dauer angelegt sein. Eine Umstellung für wenige Wochen hat kaum Sinn. Darum ist es nicht ratsam, Richtlinien zu befolgen, bei deren Einhaltung sich das Befinden verschlechtert.

Nicht nur was wir essen ist wichtig, sondern vor allem wie wir essen. *„Gut gekaut, ist halb verdaut."* Diese Volksweisheit ist in unserer modernen, hektischen Zeit ganz in Vergessenheit geraten.

Das Wichtigste beim Essen und Trinken ist der Genuss. Bloße Nahrungsaufnahme kann die Lebensfreude nicht stärken, in manchen Fällen aber sehr wohl beeinträchtigen.

Ernährung bei Strahlen- und Chemotherapie

Die Krebsbehandlung führt häufig zu schweren Schäden am Darm, sie verursacht Übelkeit, Erbrechen, Appetitlosigkeit und Schleimhautschäden.

Nach Operationen oder bei Nebenwirkungen konventioneller Krebstherapien kann Schonkost oder eine spezielle Ernährung für Erleichterung und eine bessere Befindlichkeit sorgen. Es gibt Lebensmittel, die besser verträglich sind als andere. Dabei können von Mensch zu Mensch individuelle Unterschiede bestehen.

 Zu meiden sind bei belastenden Therapien auf jeden Fall schwerverdauliche, fettreiche Speisen, Hülsenfrüchte, Kohlgerichte und alles, von dem individuell bekannt ist, dass es Blähungen, Verstopfung oder Durchfall hervorruft.

Wenn das Verdauungssystem gereizt ist, Völlegefühl, Blähungen, Schmerzen, Durchfälle, Übelkeit bestehen, sollte man nicht ganz aufs Essen verzichten, sondern es mit sehr vielen Kleinstmahlzeiten versuchen. Dabei hat das Verdauungssystem immer etwas zu tun, wird aber nie überlastet.

Man kann versuchen stündlich nach der Uhr kleine, appetitliche Mahlzeiten zu sich zu nehmen. Es wäre gut, wenn die dafür benötigte geringe Menge immer frisch zubereitet werden könnte; allerdings stehen dem oft praktische Gründe im Weg.

Bei belastenden Behandlungen essen Sie nur leichtbekömmliche oder gar zeitweilig nur flüssige Nahrung. Beginnen Sie das Frühstück mit einem Teller gekochter Haferschleimsuppe. Vor jeder Anwendung beispielsweise einer Chemotherapie sollten Sie etwas anderes essen oder trinken, um die Ausbildung eines Brechreflexes auf ein bestimmtes Nahrungsmittel zu vermeiden.

Gegen **Übelkeit** hilft es, sehr häufig ein oder zwei Schluck Wasser oder Tee zu trinken. Kamille oder Fencheltee sind besonders geeignet. Die Gesamtmenge kann bei drei Litern pro Tag liegen.

Die Verträglichkeit von Milch unterliegt großen individuellen Schwankungen, weswegen sie bei einem gereizten Verdauungssystem nur mit Vorsicht zu genießen ist.

Zur **Appetitanregung** können ein Artischockencocktail, Pepsinwein oder eine gut gewürzte Suppe hilfreich sein.

Bei **Erbrechen** können Cola-Getränke sinnvoll sein, um den Kreislauf zu stützen. Salzstangen oder feiner Dinkelzwieback können zur Beruhigung des Magens beitragen.

Geriebener Apfel ist ein klassisches Mittel bei **Durchfall** und Erbrechen.

Der Apfel sollte samt Schale feinst gerieben werden.

Soweit möglich sollten kräftige Essensgerüche nicht zu einem Patienten vordringen, der an Übelkeit und Erbrechen leidet.

Die Haferschleimsuppe ist als bewährtes Hausmittel bei **Magen-** und **Darmproblemen** leider fast in Vergessenheit geraten.

Bei **Kau- und Schluckbeschwerden** sollte auf breiige oder flüssige Nahrung in Form von Kartoffelbrei, Cremesuppen und auf Getränke ausgewichen werden.

Bei **trockenem Mund** und vermindertem Speichelfluss helfen viele kleine Mengen Pfefferminz- oder Kamillentee mit Zitrone, Milch und Cremespeisen.

Bei **Entzündungen der Mundschleimhaut oder der Speiseröhre** sollten milde, cremige Speisen verzehrt werden. Gewürze und Säuerliches jeder Art ist zu meiden, weil es die Schleimhäute reizt, Hafer- oder Reisschleim dagegen schützt sie.

Bei **Verstopfung** helfen ballaststoffreiche Nahrungsmittel, die aber nicht blähend wirken dürfen. Wer Weizenkleie isst, muss viel dazu trinken, sonst verstärkt Weizenkleie die Verstopfung. Generell ist es gut, viel zu trinken, um einer Verstopfung entgegenzuwirken. Hier darf es durchaus auch eine größere Menge in einem recht kurzen Zeitraum sein. Wirksam sind 0,4 bis 0,5 Liter Mineralwasser gleich nach dem Aufstehen.

Leinsamen beschleunigen durch Schleimstoffe die Darmpassage und sind darum in manchen Fällen besser bei Verstopfung geeignet als andere ballaststoffreiche Nahrungsmittel.

Während gesunde Menschen oft mit Übergewicht zu kämpfen haben, droht bei Krankheiten und insbesondere bei Krebs ein **Gewichtsverlust**. Dieser kann durch kalorienreiche Mahlzeiten aufgefangen werden, die nicht größer sein müssen als die gewohnten. Gehen Sie in diesem Fall üppiger mit Sahne, Butter, hochwertigen Ölen um. Gönnen Sie sich Milchmix oder Quarkgetränke, die mit Mandelmus, Mango oder Sanddorn angereichert sind.

 Broschüre „Chemo- und Strahlentherapie – Nebenwirkungen lindern und verringern", GfBK Heidelberg, Tel. 06221-138020, www.biokrebs.de

 Leitzmann, C.; Weiger M. Ernährung bei Krebs. Gräfe und Unzer

Antikrebsdiät? Breusskur, Gerson-Diät, Makrobiotik, Burgerkost, Moerman/Budwig-Diät

Kaum ein Thema ist so umstritten wie die Möglichkeit der Bekämpfung von Krebs mit einer Diät.

Es gibt eine Reihe von Diätempfehlungen bei Krebs; nicht alle sind sinnvoll, zum Teil sind sie auch gefährlich wie die Breuss- oder die Gerson-Diät, die beide vor ungefähr fünfzig Jahren entwickelt wurden.

Die **Breuss-Diät** fußt auf der Theorie, dass Krebs nur von festen Stoffen lebe und folglich durch eine Saftkur über 42 Tage ausgehungert werden könne. Die Erfahrung zeigt, dass dies nicht der Fall ist. Vielmehr wird neben einer massiven Gewichtsabnahme auch das Immunsystem geschwächt, und nach Beendigung der Diät tritt ein beschleunigtes Tumorwachstum ein. Grundsätzlich ist Mangel- und Unterernährung kein geeignetes Mittel in der Krebstherapie.

Der **Gerson-Diät** liegt die Vorstellung zu Grunde, Krebs sei Folge einer inneren Vergiftung. Die Diät selbst besteht aus Obst, Gemüse und Getreide – und aus frisch gepressten Kalbslebersäften. Außerdem sind alle vier Stunden, auch nachts, Kaffee-Einläufe zu machen. Der Patient wird also am Schlafen gehindert und durch die Schadstoffe aus der Kalbsleber vermutlich auch vermehrt belastet. Es wurden zwar Heilungserfolge behauptet, doch sie hielten einer wissenschaftlichen Überprüfung nicht stand.

Die **makrobiotische Zen-Diät** kann vor allem dann problematisch sein, wenn sie streng nach Buch und nicht auf Grund individueller Beratung durchgeführt wird. Sie geht von einer inneren Vergiftung als Krebsursache aus. Durch eine Folge von zehn Diätstufen, die auf Getreide basieren und von Stufe zu Stufe immer weniger Variation zulassen, soll der Patient gesunden. Besonders nachteilig kann sich bei dieser Diät die strenge Einschränkung der Flüssigkeitszufuhr auswirken.

Die **Burger-Diät** dagegen erlaubt alles, was schmeckt und gut riecht. Krebs gilt hier als Folge der Nahrungszubereitung durch Hitze, weswegen nichts gekocht und gebraten werden darf. Insbesondere im Fall von Fleisch und Eiern, ist diese Diät sicher nicht ganz unbedenklich. Mangelzustände können auftreten, da nicht alles in rohem Zustand genießbar ist. Heilungserfolge sind auch bei dieser Diät nicht belegt.

Medizinisch unbedenklich sind die Moerman- und die Kousmine-Diät. Es handelt sich bei beiden um fleischlose Diäten. Während die **Moerman-Diät** Krebs als Folge von Vitaminmangel versteht, gilt Krebs in der **Kousmine-Diät** als Abwehrreaktion des Körpers gegen Gifte. Die Moerman-Diät verbietet Zucker und Wasser, zur Kousmine-Diät gehören Kamille-Einläufe. Beide Diäten richten zwar keinen Schaden an, sind aber fraglich.

Bei der **Budwig-Diät** wird im Fettstoffwechsel der entscheidende Faktor für die Krebsentstehung gesehen. Ungesättigte Fettsäuren gelten als günstig, gesättigte als schädlich. Bei dieser Kost wird dem Körper weit mehr Energie zugeführt, als er normalerweise braucht. Auch bei dieser Diät kann man nicht davon ausgehen, dass diese Kost spezifisch wirksam gegen Krebs ist.

Die **anthroposophische** Kost ist keine Antikrebsdiät und wird in der anthroposophischen Medizin auch nicht so verstanden. Sie lehnt sich im wesentlichen an die Empfehlungen einer ausgewogenen Vollwertkost an, wobei auf bestimmte Lebensmittel wie Tomaten und Kartoffeln aus weltanschaulichen Gründen verzichtet wird.

 Man sollte dennoch nicht verallgemeinernd sagen, dass Diäten bei Krebs völlig sinnlos wären. Im Einzelfall können auch problematische Diäten eine zumindest kurzfristige Wirkung hervorrufen.

Die **stoffwechselaktive Kost nach Anemüller-Ries** hat zum Ziel, den gesamten Organismus unter bestmögliche Ernährungsmöglichkeiten zu stellen und den Körper in seiner eigenen Abwehr zu kräftigen. Diese Ernährungsform entlastet die Entgiftungsorgane des Körpers, schränkt dadurch aber kulinarische Spielräume nur bedingt ein. Die Kost wird als Unterstützung im Kampf gegen Krebs verstanden.

Auch die **Diät nach Zabel oder Windstosser** verfolgt die Stärkung der körpereigenen Abwehr. Dabei wird auf ausreichende Zufuhr der Vitamine A, C und E und von Mineralstoffen geachtet. Um Fäulnisvorgänge im Darm zu regulieren, wird Fleisch weitgehend durch Sauermilchprodukte ersetzt.

In der **chinesischen Ernährungslehre** gilt wie in der chinesischen Medizin, dass ein Kräftegleichgewicht, eine körperlich-seelische Harmonie aufrechtzuerhalten ist. Dazu dient eine ausgewogene, schmackhafte Kost und regelmäßiges, pünktliches Essen in Ruhe mit Genuss und Konzentration. Ausgeglichene Psyche und Bewegungsübungen unterstützen die gesunde Lebensführung.

Mikrobiologische Therapie

Eine der möglichen Nebenwirkungen bei einer Krebstherapie ist die Zerstörung oder Beeinträchtigung der Darmflora. In einem gesunden Darm sorgen mehr als fünfhundert verschiedene Arten von Mikroorganismen dafür, dass die Nahrungsbestandteile aufgeschlossen und für den menschlichen Organismus verwertbar gemacht werden. Sie sorgen für die Bildung von Vitaminen und essentiellen Fettsäuren, für die Abwehr von Krankheitserregern und für eine Anregung des **Immunsystems**.

Wird die **Darmflora** aus dem Gleichgewicht gebracht, wird auch die Funktion des Immunsystems erheblich eingeschränkt und ein Heilungsprozess verlangsamt.

Erst in den letzten Jahren wurde die Bedeutung des Darms für das Immunsystem erkannt. Er gilt als das größte Immunorgan des Körpers, denn 80% aller Abwehrzellen sind im Darmbereich tätig. Außerdem liegen hier die meisten **Lymphknoten**, da über die vielfach gefältelte 300 Quadratmeter große Oberfläche des Darms die meisten Schadstoffe in den Organismus eindringen können. Die Lunge bietet im Vergleich dazu nur 80 Quadratmeter Kontaktfläche zur Außenwelt, die äußere Haut nur ungefähr 2 Quadratmeter.

Die Abwehrzellen am Darm sind oft die ersten, die mit fremden, möglicherweise gefährlichen Substanzen aus der Umwelt über die Nahrung in Berührung kommen. Die Reaktionen dieser Abwehrzellen werden an die Leit- und Steuerzellen des Immunsystems gemeldet, sodass über den Darm ein ständiges Immuntraining stattfindet.

 Normalerweise kann die Darmflora kurzfristige Belastungen und Störungen ausgleichen und ihr Gleichgewicht beibehalten. Massive oder lang anhaltende Schädigungen dagegen verändern die Darmflora.

Zu den massiven Schädigungen gehört eine Therapie mit Zytostatika, Antibiotika, Kortison oder eine Bestrahlung.

Eine dauernde Fehlernährung kann zu lang anhaltenden Schädigungen führen.

Die nützlichen **Mikroorganismen**, mit denen der menschliche Organismus in Symbiose lebt, werden von krank machenden Keimen verdrängt. Diese scheiden giftige, möglicherweise krebserzeugende Stoffwechselprodukte aus. Es kann zu Verdauungsstörungen und Entzündungen der Darmschleimhaut kommen, die schädigenden Stoffe können auch über die Darmschleimhaut aufgenommen werden und Erkrankungen an anderen Stellen im Organismus auslösen. Auch wenn dies nicht geschieht, sind zumindest die

Entgiftungsorgane Leber und Nieren stark beansprucht. Das Immunsystem wird bei einer ständigen Erregerabwehr am Darm so in Anspruch genommen, dass es weniger Kapazitäten frei hat für die Krebsabwehr.

Anhand von Stuhlproben lässt sich nachweisen, dass die Darmflora nicht in Ordnung ist. Oft gibt auch eine genaue Schilderung von Beschwerden oder der Krankengeschichte Aufschluss. Die Behandlung erfolgt durch

- Ernährungsumstellung,
- Anti-Pilz-Mittel,
- Zufuhr von nützlichen Darmkeimen,
- Impfungen.

Die Behandlung erstreckt sich über mehrere Monate bis zu einem halben Jahr. In diesem Zeitraum kann die Darmflora saniert werden; die Symbiose von Mikroorganismen und menschlichem Organismus wird gelenkt. Häufig wird diese mikrobiologische Therapie bei chronischen Infektionen, Allergien oder Rheuma eingesetzt. In der Krebsmedizin soll diese Behandlung die Wirksamkeit einer Immuntherapie unterstützen.

Eine besondere Rolle spielen bestimmte Milchsäurebakterien (Lakto- und Bifidobakterien), die Probiotika. Sie überleben das saure Milieu des Magens und gelangen lebend in den Darm, wo sie die Entstehung von Krebs verhindern können, sofern sie in ausreichender Menge zugeführt werden, etwa durch den Verzehr von Joghurt oder durch milchsauer vergorene Getränke, wie Karottenmost, Rote-Beete-Most oder Brottrunk®. Der Brottrunk enthält beispielsweise pro Milliliter 5 Millionen koloniebildende Brotgetreidesäuren, die in ihrer Wirkung den Milchsäurebakterien entsprechen. Lakto- und Bifidobakterien stimulieren außerdem das Immunsystem.

 Infoblatt „Mikrobiologische Therapie", GfBK Heidelberg, Tel. 06221-138020, www.biokrebs.de

 http://symbiopharm.de
http://ardeypharm.de
http://vitalan.de

Säure-Basen-Haushalt

In der Naturheilkunde gilt chronische Übersäuerung des Organismus als einer der häufigsten und schädlichsten aller Belastungsfaktoren. Bei einer Tumorerkrankung stellt man häufig eine Übersäuerung fest. Eine Vielzahl chronischer Erkrankungen gehen mit einer Störung in der Regulation des Säure-Basen-Haushalts einher. Es gibt keinen einheitlichen pH-Wert für den gesamten Körper; vielmehr ist das Milieu im Magen besonders sauer, Blut und viele Drüsensäfte sind dagegen leicht basisch.

Viele enzymabhängige Vorgänge sind an ein basisches Milieu gebunden und gestört, wenn sich das Milieu in den sauren Bereich verschiebt. Der Blut-ph-Wert ist eine besonders störanfällige Größe. Er wird durch vielfältige Mechanismen und Puffersysteme reguliert. Werden diese Systeme jedoch langfristig überlastet, kann es zu einer chronischen Übersäuerung kommen. Ursachen dafür können sein:

- vermehrte Säureaufnahme durch Verzehr von zu viel fetthaltigen Lebensmitteln tierischer Herkunft oder Süßes; verminderte Basenaufnahme durch zu wenig Verzehr von Getreide, Obst und Gemüse;
- verminderte Säureausscheidung durch zu wenig Sport und zu wenig Schwitzen; Abbau von körpereigenem Fett;
- anhaltender Stress.

Einer Übersäuerung kann man durch diätetische Maßnahmen entgegenwirken, indem Fleisch, Wurst, Käse, Eier, Süßigkeiten, Kaffee und Alkohol reduziert werden, dafür bevorzugt mild gegartes Gemüse, Obst, Kartoffeln und Getreideprodukte gegessen werden. Außerdem können Basensalzpräparate wie Acidovert®-Tabletten oder Bullrich-Vitalsalz® eingenommen werden. Einen Ausgleich kann auch die Zufuhr von Brotgetreidesäuren schaffen, die im Brottrunk® enthalten sind. In akuten Fällen sind Baseninfusionen möglich.

Nahrungsergänzungsmittel, die den Säure-Basen-Haushalt nachhaltig und schonend wieder ins Gleichgewicht bringen, enthalten verschiedene Mineralien und Co-Enzyme. Auch pflanzliche Stoffe wie Algen (⇨ 134) oder Spargelextrakte wirken in diesem Sinne.

 Worlitschek, Michael (2000) Säure-Basen-Haushalt. Wie Sie Ihren Körper wirkungsvoll entsäuern. Haug

 http://www.saeure-basen-forum.de

Bioaktive Substanzen

Vitamine, Mineralstoffe, Spurenelemente, Fettsäuren und Aminosäuren und viele verschiedene sekundäre Pflanzenstoffe können als Vitalstoffe die Krebsbehandlung ergänzen. Dies gilt besonders, weil Krebspatienten während und nach der Behandlung einen sehr hohen Bedarf an diesen Substanzen haben. Bioaktive Substanzen, wie sie in den folgenden Kapiteln näher betrachtet werden, machen Chemo- und Strahlentherapie verträglicher, verbessern das Wohlbefinden, machen die konventionellen Therapien wirksamer und beugen Metastasen vor.

 Die bioaktiven Substanzen sollten in der richtigen Menge und im richtigen Verhältnis zueinander aufgenommen werden. Die optimale Zufuhr geschieht immer durch natürliche Produkte. Ein Mangel an diesen Stoffen kann sich durch Infektanfälligkeit, nachlassende Leistungsfähigkeit, erhöhte Schmerzsensibilität, Erschöpfung oder Nervosität und Depression äußern

Mit einer vollwertigen Ernährung kann man den Körper ausreichend mit bioaktven Substanzen versorgen. Ratgeber für eine vollwertige Ernährung gibt es wie Sand am Meer, trotzdem sei hier noch einmal zusammengefasst: viel Gemüse, Vollkornerzeugnisse und Obst sollten einen wesentlichen Teil am Speiseplan haben, der Konsum von Fett, Fleisch und Süßigkeiten ist zu reduzieren.

Bei besonderen Belastungen wie einer Strahlen- oder Chemotherapie, ist eine Vollwerternährung nur schwer möglich, außerdem ist der Bedarf an bioaktiven Substanzen besonders groß, sodass sie dann künstlich und in höherer Dosierung zugeführt werden sollten. Man sollte nicht wahllos alle Substanzen, die auf den folgenden Seiten dargestellt werden, zu sich nehmen, sondern die Einnahme dieser Substanzen, ihre Menge und Kombination sollten mit einem Arzt abgesprochen werden.

In der begleitenden Krebstherapie spielen besonders die antioxidativen Vitamine eine Rolle, also die Vitamine A, C und E. Vitamin B ist wichtig für Nervenfunktionen und Stoffwechsel, Vitamin D für den Knochenaufbau. Möglicherweise – dies ist aber noch nicht zuverlässig erforscht – hemmt es die Zellteilung bei bestimmten Krebsarten, wie z.B. dem Prostatakrebs.

 Jopp, A. (2000) Risikofaktor Vitaminmangel. Haug

 Infoblatt Vitamine, GfBK Heidelberg, www.biokrebs.de

Beta-Karotin / Vitamin A

Vitamin A und seine Vorstufen, die verschiedenen Karotinarten, schützen vor genschädigenden freien Radikalen, stärken das Immunsystem und sind wichtig für die Haut und Schleimhautzellen. Da der größte Teil der Krebserkrankungen in der Haut oder den verschiedenen inneren Schleimhäuten ihren Ursprung haben, ist der Schutz dieser Zellen besonders wichtig.

Schädigungen von Zellen und Genen durch freie Radikale ereignen sich nicht selten, sind normalerweise aber ohne große Bedeutung, weil körpereigene Reparaturvorgänge entgegenwirken. Man nimmt an, dass diese Reparaturvorgänge unter anderem von einem ausreichend großen Vorhandensein des Vitamins A abhängen. Vitamin A wird mit Hilfe bestimmter Enzyme im Darm aus Karotinen gebildet, die ihrerseits nur von Pflanzen hergestellt werden. Tiere und Menschen können es nicht bilden. Im Organismus wird immer nur so viel Vitamin A freigesetzt, wie für Wachstum, Sehvermögen und zum Schutz von Haut und Schleimhäuten benötigt wird.

Verschiedene Untersuchungsergebnisse legen die Vermutung nahe, dass Vitamin A vor zahlreichen Krebsarten schützt. Insbesondere in den Anfangsstadien kann es eine Krebsentwicklung rückgängig machen. Es hat eine Schutzfunktion für die Schleimhaut im Mund- und Rachenbereich und die Lunge bei Rauchern.

Beta-Karotin kann im allgemeinen in einer täglichen Dosierung von 15 bis 50 mg, Vitamin A in einer Dosis 5000 bis 10000 i.E. bedenkenlos eingenommen werden. Höhere Dosierungen sollten nur in Absprache mit dem Arzt genommen werden.

In der Krebstherapie wird Vitamin A vereinzelt in sehr hoher Dosierung als Emulsion verabreicht. Allerdings können dabei Nebenwirkungen wie Schmerzen, Schwindel und Erbrechen, Haarausfall und Reizbarkeit auftreten.

 Burgerstein, Lothar (2000) Handbuch Nährstoffe. Vorbeugen und heilen durch ausgewogene Ernährung. Haug

 http://www.biokrebs.de

Lykopine – Tomatenwirkstoff gegen Krebs?

Lykopin senkt das Krebsrisiko und zwar besonders bei Krebsarten des Verdauungstrakts. Auf Grund welcher Prozesse der Schutz durch Lykopin besteht, ist noch nicht erforscht, doch ist bekannt, dass es das Karotinoid mit der größten antioxidativen Wirkung ist. Es ist als Radikalenfänger ein wirksamerer Schutz gegen Krebs als das bisher favorisierte Beta-Karotin, das beispielsweise in Möhren enthalten ist. Lykopin liefert den roten Farbstoff der Tomaten und kommt auch in Aprikosen, Guaven und Papaya vor. In entsprechenden Studien wurde bewiesen, dass regelmäßiger Tomatenverzehr die Widerstandskraft gegen Haut-, Lungen-, Magen-, Darm-, Gallenblasen-, Blasen-, Bauchspeicheldrüsen- und Prostatakrebs stärkt.

Um das Krebsrisiko zu senken, muss Lykopin häufig und regelmäßig aufgenommen werden. Mit Abstand am meisten Lykopin enthalten getrocknete Tomaten in Öl. Fette erhöhen außerdem die Resorbierbarkeit von Lykopin. Es gibt auch Lykopinpräparate in den Apotheken, die natürliche Zufuhr ist aber zu bevorzugen. Lykopin wird durch Erhitzung aus dem Eiweißverband gelöst, was zur Folge hat, dass der Lykopingehalt in Ketchup drei bis neun Mal höher ist als in frischen Tomaten.

Es gibt zahlreiche Studien über den Zusammenhang zwischen dem Verzehr von Tomaten und der Wahrscheinlichkeit, an Krebs zu erkranken. Es wurde nachgewiesen, dass die Wahrscheinlichkeit an Prostatakrebs zu erkranken, von 34% auf 20% sank, wenn regelmäßig Lykopin eingenommen wurde, und dass die Entstehung von Metastasen durch die Gabe von Lykopinpräparaten verhindert wurde.

Ernährungswissenschaftler empfehlen Lykopinpräparate als ideale Nahrungsergänzung, wenn man vorwiegend auf Essen in Kantinen und auf den Verzehr von Aufgewärmtem angewiesen ist.

Der vor Krebs schützende Tagesbedarf eines Erwachsenen ist mit fünf reifen Tomaten gedeckt. Wer nicht täglich fünf angewärmte Tomaten essen möchte, kann mit der regelmäßigen Einnahme von Lykopinpräparaten eine ähnliche Wirkung erreichen.

 http://www.cancerdecisions.com/tips/lyco.html

Vitamin C

Es lässt sich nicht verhindern, dass aus der Nahrung und der Luft krebsauslösende Nitrosamine aufgenommen werden. Gegen diese Stoffe wirkt Vitamin C, das für die Beseitigung schädlicher Stoffe im menschlichen Organismus unentbehrlich ist.

Vitamin C schützt die Zellen des Körpers außerdem vor freien Radikalen. Es ist zum Aufbau und Erhalt der Haut von größter Bedeutung, aktiviert das Immunsystem, baut Gifte und Schadstoffe ab und verstärkt die Infektabwehr. Der Mangel an Vitamin C lässt das Immunsystem erlahmen. Bei der heute oft üblichen Ernährung wird die nötige Mindestmenge pro Tag nicht immer erreicht. Die Dosierungsempfehlungen für Vitamin C differieren weltweit in erheblichem Maße; nach neuesten Richtlinien kann eine tägliche Mindestmenge von 150 bis 200 Milligramm empfohlen werden.

Nach der Lehrmeinung können nur ungefähr 500 Milligramm verstoffwechselt werden, der Rest wird über die Nieren ausgeschieden.

 Seit Jahren konzentriert sich die Aufmerksamkeit vieler Wissenschaftler auf die Wirkung der Vitamine A, C und E als so genannte Anti-Krebsvitamine. Vielen medizinischen Laien ist ihre gesundheitsfördernde Kraft bewusst, und im Handel sind zahlreiche ACE-Fruchtsäfte erhältlich.

Bei Krebskranken können Lebensqualität und Lebenserwartung durch hoch dosiertes Vitamin C positiv beeinflusst werden. Daher wird im Rahmen der komplementären Onkologie eine erhöhte Dosis empfohlen. Die Einnahme von hohen Vitamin-C-Dosierungen kann aber auch zu Magen-Darmbeschwerden in Form von Durchfall führen, je nachdem wie empfindlich die Schleimhaut reagiert. Um diese Nebenwirkungen zu umgehen, können beispielsweise begleitend zu einer Chemotherapie Dosierungen bis zu 15 g als Infusion gegeben werden. Bei höherer Dosierung werden die Nieren stärker belastet, sodass Patienten mit Nierensteinen vorsichtig mit der Einnahme großer Mengen von Vitamin C sein sollten. Hier ist eine Rücksprache mit dem behandelnden Arzt notwendig.

 http://www.vitamin-c-forum.de

Vitamin E

Für Vitamin E gilt wie für Vitamin C, dass es in der Vorbeugung und bei der Minderung von Nebenwirkungen anderer Therapien unentbehrlich ist. Vitamin E ist eine Sammelbezeichnung für eine überaus wichtige Gruppe fettlöslicher Stoffe mit antioxidativer Wirkung. Bekannt sind bisher acht dieser Stoffe, von denen vier als Tokopherole bezeichnet werden.

Vitamin E schützt besonders die fettähnlichen Strukturen in den Zellwänden, Hormone und Enzyme schützt.

Vitamin E vermindert Schleimhautentzündungen, indem es die Zellwände stabilisiert, es schützt Herz und Lunge vor Giften, verbessert die Fließfähigkeit des Blutes, verbessert die Wirkung der Chemotherapie und schützt die Zellhülle vor freien Radikalen, die leider bei konventionellen Krebstherapien vermehrt entstehen.

 Während einer Strahlen- oder Chemotherapie werden 400 bis 800 Milligramm Vitamin E täglich empfohlen, der Normalbedarf beträgt nur 5–10 % dieser Menge. Der Normalbedarf lässt sich durch pflanzliche Öle, Getreide, Weizenkeime, Soja, Fischöl und Eier decken. Besonders viel Vitamin E ist in Sojabohnenöl und Maisöl enthalten.

Viele Amerikaner nehmen jeden Tag als Nahrungsergänzung Vitamin-E-Präparate ein. Obwohl amerikanische Forscher festgestellt haben, dass insbesondere Gamma-Tokopherol vor Prostatakrebs schützt, sollte man zur Krebsvorbeugung darauf achten, dass alle Tokopherole im Präparat enthalten sind.

Es ist bekannt, dass eine erhöhte Zufuhr dieses Vitamins mit einer niedrigeren Krebsrate einhergeht, dennoch wird Vitamin E noch nicht als Therapie gegen Krebs eingesetzt. Menschen, die blutverdünnende Medikamente einnehmen, sollten mit sehr hohen Dosen vorsichtig sein, da Vitamin E das Blut auf natürliche Weise verdünnt und damit eine erhöhte Blutungsneigung besteht.

 http://www.biokrebs.de

Selen

Selen ist ein chemisches Element und eng mit Schwefel verwandt. Es kommt in Ackerböden vor und gelangt von dort in Abhängigkeit vom Selengehalt des Bodens in die auf den Feldern angebauten Nahrungsmittel.

Selen gehört zu den Spurenelementen des menschlichen Körpers wie Zink, Jod, Kupfer und andere. Es wird zur Bildung einer ganzen Reihe körpereigener Enzyme gebraucht und muss darum täglich zugeführt werden. Seine Bedeutung ist erst seit wenigen Jahrzehnten bekannt. Selenhaltige Enzyme können freie Radikale abfangen, und man hat festgestellt, dass in Gebieten mit besonders geringem Selengehalt in den Ackerböden vermehrt Krebs auftritt.

Die verschiedenen bioaktiven Substanzen verstärken sich in ihrer Wirkung gegenseitig; darum sollte Selen in Kombination mit den Vitaminen A und E eingenommen werden. Zwischen der Einnahme von Selen und Vitamin C sollte ein zeitlicher Abstand von zwei Stunden liegen. Werden Zinkpräparate eingenommen, sollte auch hier eine zeitlich versetzte Einnahme erfolgen.

Selen ist vor allem in Meeresfisch, in Eiern, Hühner- und Schweinefleisch und in Innereien enthalten; der Gehalt in Getreide und Gemüse kann sehr schwanken. Die notwendige Selenzufuhr wird dadurch bestimmt, wie viel Selen verbraucht wird. Wenn aufgrund von Entzündungen und anderer Prozesse vermehrt freie Radikale im Körper anfallen, müssen vermehrt Enzyme gebildet werden, und es muss mehr Selen als Baustein zugeführt werden. Außerdem bindet Selen Schwermetalle, sodass mehr Selen gebraucht wird, wenn es diese entgiftende Funktion wahrzunehmen hat. Es hat sich vor allem als Antagonist zu Quecksilber bewährt, das in Zahnfüllungen aus Amalgam enthalten ist. Zur Abschwächung von Schadwirkungen durch Amalgamfüllungen ist darum beispielsweise auf eine ausreichende Selenversorgung zu achten.

Selen hat eine vorbeugende Wirkung gegen Krebs. In größeren Studien wurde nachgewiesen, dass eine erhöhte Selenzufuhr vor Krebserkrankung schützt. Während aggressiver Krebstherapien schützt es außerdem vor Nebenwirkungen. Es stimuliert das Immunsystem und kann darum bei allen Krebsarten Teil der Basistherapie sein.

Die Wirkung einer Bestrahlung oder Chemotherapie wird nicht beeinträchtigt, auch wenn dies manchmal behauptet wird. Es konnte im Gegenteil in mehreren Studien nachgewiesen werden, dass Selen während Strahlentherapie eine ausgesprochen zellschützende Wirkung für das gesunde Gewebe entfaltet, während die tumorzerstörenden Wirkungen nicht negativ beeinflusst werden.

Erschöpfung und Mattigkeit in der Nachbehandlung werden durch Selen vermindert. Es regt den Appetit an und macht weniger schmerzempfindlich. Vor allem hat es sich unterstützend in der Therapie von Lymphödemen nach Brustkrebsoperationen bewährt.

Die Dosierung variiert zwischen normaler Dosis und therapeutischer Dosis, zwischen Vor- und Nachbehandlung. Da Selen giftig sein kann, darf es nicht über lange Zeit in zu großen Mengen eingenommen werden.

Zur Deckung des Normalbedarfs von 50 bis 100 Mikrogramm sind Selen-Hefe-Präparate im Handel erhältlich. Die Bioverfügbarkeit des Selens aus den Hefen ist geringer als bei mineralischen Selenverbindungen, da das Selen langsam freigegeben wird. Diese Präparate sind eher zur Langzeitprophylaxe geeignet.

Mineralische Selensupplemente mit anorganischem Selen, die vom Körper schneller aufgenommen werden und direkter in die Zellen gelangen, können vom Arzt in Form von Kapseln und Trinkampullen oder Injektionspräparaten, die anorganisches Selen als Natriumselenit enthalten, zu therapeutischen Zwecken in einer Dosis bis zu 500 Mikrogramm verordnet werden und sind verschreibungspflichtig. Dosierungen **über 200 Mikrogramm** sollten in jedem Fall nur unter ärztlicher Kontrolle eingenommen werden. Der Selenspiegel kann jederzeit im Vollblut und Serum gemessen werden, um mögliche Überdosierungen auszuschließen.

Eine Kostenerstattung durch die Krankenkassen ist selten möglich.

Infoblatt „Selen", GfBK Heidelberg, Tel. 06221-138020, www.biokrebs.de
Schrauzer, G. N. (1997) Selen – Neue Entwicklungen aus Biologie, Biochemie und Medizin. Ambrosius Barth

Zink

Zink ist an vielfältigen Prozessen in den Zellen beteiligt und kommt als Spurenelement in jeder Zelle des Organismus vor. Es ist Baustein von Enzymen und damit für den Stoffwechsel in den Zellen unabdingbar.

Wenn nicht genügend Zink vorhanden ist, reifen und vermehren sich die Zellen, die für das Aufspüren und Vernichten von infizierten Körperzellen zuständig sind, nur ungenügend. Damit steigt die Infektanfälligkeit, was sich bei Menschen mit schweren Vorerkrankungen sehr nachteilig auswirken kann. Zinkmangel begünstigt darüber hinaus die Entstehung chronischer Krankheiten.

Zinkmangel kann sich in vielfältiger Weise äußern und ist darum nur schwer zu bestimmen. Ob ein Zinkmangel vorliegt, kann mit Blutuntersuchungen nachgewiesen werden.

 Vorbeugend kann man Zink in einer täglichen Dosis von 10 bis 25 Milligramm einnehmen, zusätzlich zu einer ausreichenden Versorgung mit den Vitaminen A, C und E sowie Selen. Es sollte nicht zu den Mahlzeiten eingenommen werden, da insbesondere Milch und Vollkornprodukte die Aufnahme von Zink verschlechtern.

Durch Zink können giftige Schwermetalle aus dem Körper ausgeleitet werden, Zink schützt außerdem nicht nur gegen Bakterien, Viren und Pilze, sondern es vermindert auch die Entstehung von Krebs. Der Schutz entsteht durch Immunmodulation, während umgekehrt bei Zinkmangel die fein abgestimmte Selbstregulation des Immunsystems aus dem Gleichgewicht kommen kann.

Man hat festgestellt, dass gerade Krebspatienten leicht unter Zinkmangel leiden. Vermutlich wird durch das Tumorwachstum vermehrt Zink aus den Zellen freigesetzt und über die Nieren ausgeschieden. Auch Operationen führen zu vermehrter Ausscheidung von Zink.

Zink unterstützt die Heilungsprozesse bei jeder Art von Hautverletzungen. Es gibt Berichte, nach denen Patienten auf Zinkgaben mit einem besseren Allgemeinbefinden reagierten und es gibt Hinweise darauf, dass Zink bei einigen Krebsarten das Wachstum der bösartigen Zellen hemmen kann.

 Becher, Barbara (1999) Zink und seine heilende Wirkung. Haug

Glutathion

Glutathion ist wie andere Stoffe ein Radikalenfänger und als solcher in der Medizin auch seit langem bekannt. Es setzt sich aus Aminosäuren zusammen, ist also ein Eiweiß, und ist zuständig für die Lebens- und Funktionsfähigkeit der Zellen, insbesondere in der Leber, den Nieren und der Bauchspeicheldrüse. Es hat eine ordnende Funktion bei der normal ablaufenden Zellteilung und unterstützt Reparaturprozesse an beschädigten Genen. Ausschließlich auf Labor- und Tierversuchen beruht die Aussage, es könne die Apoptose auslösen – wie die Selbstzerstörung von Krebszellen genannt wird.

Mit einer ausgewogenen Ernährung kann der Körper seinen Bedarf an Glutathion decken, vor allem aus frischem Gemüse und Obst.

Glutathion kommt in Molke vor, in der außerdem Eiweiße enthalten sind, die aus Cystein Glutathion bilden. Es schützt insbesondere die Schleimhäute vom Mund bis zum Magen vor giftigen Stoffen.

In verschiedenen Ländern Europas und auch in Amerika wurde Patienten in der Akutbehandlung von Krebserkrankungen Glutathion in sehr hoher Dosierung verabreicht. In der Nachbehandlung reichen 600 bis 1200 Milligramm täglich.

Auf dem Markt sind verschiedene Präparate mit Preisen zwischen 15 und 50 DM für eine Tagesdosis. Es ist bislang nicht erwiesen, dass Glutathionpräparate anderen Antioxidanzien oder Schutzstoffen in ihrer Wirkung überlegen sind. Sie sind verschreibungspflichtig, werden aber von den Krankenkassen im Allgemeinen nicht erstattet.

Bisher ist nicht geklärt, ob Glutathion vorbeugend gegen Krebs eingenommen werden kann. Für Patienten, die sich einer Chemotherapie unterziehen müssen, kann die Gabe von Glutathion zur Reduzierung der Nebenwirkungen beitragen. Auch vor und nach einer Operation und während einer Strahlenbehandlung ist die Anwendung von Glutathion unter Umständen sinnvoll.

Glutathion wird in Kombination mit Selen und Vitamin B besser aufgenommen, außerdem wird seine Wirkung dadurch auch noch verstärkt. Es kann auch mit anderen Immunmodulatoren kombiniert werden.

 Infoblatt „Glutathion", GfBK Heidelberg, Tel. 06221-138020, www.biokrebs.de.

 http://www.centropa.com

Melatonin

Melatonin ist ein Hormon, das für einen erholsamen Schlaf sorgt. Es wird in der Zirbeldrüse, die an der Basis des Gehirns liegt, in erhöhtem Maß abends gebildet. Die Produktion dieses schlaffördernden Hormons ist abhängig von Helligkeit und Dunkelheit. Sie kann gestört werden, wenn Schlafräume ungenügend abgedunkelt sind und wenn bei Fernreisen erhebliche Zeitverschiebungen auftreten.

 Melatonin kann über einen Zeitraum von ein bis zwei Wochen bedenkenlos vor dem Schlafengehen eingenommen werden, um Schlafstörungen zu regulieren und sich an Zeitverschiebungen anzupassen. Über eine längere Dauer, um auf diese Weise das Immunsystem zu stärken, sollte man es jedoch nicht ohne ärztlichen Rat einnehmen.

Der medizinische Nutzen von Melatoninpräparaten, die in den USA frei im Handel erhältlich sind, liegt in der Bekämpfung von Schlaflosigkeit. Da Melatonin außerdem als Radikalenfänger wirkt, hat sich neuerdings die Meinung verbreitet, regelmäßige Einnahme von Melatonin stärke das Immunsystem.

In Mailand hat man begonnen, Melatonin in der Krebstherapie einzusetzen. Dabei wird es in sehr hoher Dosierung verabreicht, zum Teil in Kombination mit und zur Unterstützung von Strahlen- oder Chemotherapie. Bei verschiedenen Krebsarten wie beispielsweise der Lunge, der Brust oder des Magens, hat man bei konventionellen Therapieformen bessere Erfolge erzielt, wenn Melatonin begleitend gegeben wurde. Außerdem werden Nebenwirkungen der Chemotherapie verringert.

Anders als in Italien ergaben sich bei Anwendungen von Melatonin in der Schweiz keine nennenswerten Verbesserungen. Es deutet sich sogar an, dass Melatonin bei Leukämie den Krankheitsverlauf eher noch beschleunigt.

Bisher liegen für eine zuverlässige Anwendung in der Krebstherapie noch nicht genügend wissenschaftliche Untersuchungen vor. Insbesondere über Nebenwirkungen ist zu wenig bekannt.

Da Melatonin kein beliebiger Radikalenfänger ist, sondern ein Hormon, sollte man es nicht auf eigene Faust ausprobieren.

 Moss, Ralph W. (2000) Antioxidants against Cancer.
Equinox Press NY

 http://www.cancerdecisions.com

Gesunde Fette

Meist wird vor dem Verzehr von zu viel Fett gewarnt, weil es der Gesundheit abträglich ist. Essentielle Fettsäuren wie Linol- und vor allem Linolensäure sind dagegen wichtige Stoffe für die Bildung von Hormonen, die dann ihrerseits Zellfunktionen steuern und das Zellwachstum regeln.

Linol- oder Omega-6-säure und Linolen- oder Omega-3-säure sorgen für Elastizität der Zellwände, wenn sie dort als Bausteine eingesetzt werden. Sind diese Fettsäuren nicht ausreichend vorhanden, werden statt ihrer gesättigte Fette verwendet, die die Zellwände aber nicht geschmeidig halten können, sodass die Reaktionsbereitschaft der Zelle abnimmt.

Linol- und Linolen vermindern die Entzündungsneigung. Omega-3-Säuren (Linolen) vermindern außerdem die Klebrigkeit der Blutplättchen und erweitern die Gefäße, sodass der Körper besser durchblutet und mit Sauerstoff versorgt wird. Außerdem wird ihnen als Immunstimulanz eine vor Krebs schützende Funktion zugeschrieben. In Tierversuchen zeigte sich ein Rückgang des Tumorwachstums nach zusätzlicher Gabe von Omega-3-säure, und die Lebenszeit wurde verlängert.

 Omega-3-Säuren sind vor allem in Fischen wie Makrele, Hering, Lachs und Kabeljau enthalten, aber auch in Olivenöl und Lebertran oder Wild. Ein bis zwei Fischmahlzeiten pro Woche decken den normalen Bedarf.

Während man früher nur zwischen gesättigten und ungesättigten Fetten unterschieden hat, stellte sich in letzter Zeit auch ein Wechselspiel innerhalb der ungesättigten Fettsäuren heraus. Die vor Krebs schützende Wirkung von Omega-3-säuren wird nämlich durch das Vorhandensein von zu viel Linol- oder Omega-6-säure gemindert. Ein gutes Verhältnis wäre **viermal so viel Omega-3 als Omega-6** bei der Nahrungsaufnahme. Tatsächlich ist in der Ernährung aber meist ein enormes Übergewicht an Omega-6-säuren vorhanden. Omega-3-säuren sind vor allem in Pflanzenölen, wie Oliven-, Distel oder Sonnenblumenöl, enthalten, aber auch in Tiefseefisch, Sesam und Soja (⇨ 128). Diese Nahrungsmittel sollten bervorzugt, der Verbrauch von rotem Fleisch, Eiern und Milchprodukten mit den darin überwiegenden Omega-6-säuren dagegen eher verringert werden.

 Burgerstein, Lothar (2000) Handbuch Nährstoffe. Vorbeugen und heilen durch ausgewogene Ernährung. Haug

Soja

Wenn es um Krebs geht, ist neuerdings immer mehr von Phytohormonen oder Isoflavonen die Rede. Diese pflanzlichen Substanzen gleichen in ihrer Struktur menschlichen Östrogenen, regen anders als diese aber kein Krebswachstum an, sondern schützen vor Krebs und können therapeutisch eingesetzt werden. Dies gilt besonders bei Brust- und Prostatakrebs, deren Wachstum durch Östrogen angeregt wird. Die Rezeptoren für Östrogen in den Zellen akzeptieren die pflanzlichen Hormone als menschliches Östrogen, sodass dieses weniger Stellen findet, wo es andocken könnte. Isoflavone, die in Soja enthalten sind, blockieren also die Rezeptoren.

Der Verzehr von Sojakeimlingen oder Tofu wird als Grund dafür angesehen, dass Brust- und Prostatakrebs in China und Japan viel seltener auftreten als in der westlichen Welt. Im Blut japanischer Frauen wurde eine zehn Mal höhere Konzentration von pflanzlichen Hormonen festgestellt als bei Amerikanerinnen; umgekehrt haben Frauen in den USA fünfmal mehr Brustkrebs als Frauen in Asien. Japanische Frauen in Amerika erkranken im selben Maß an Brustkrebs wie Amerikanerinnen, womit eine genetische Ursache ausgeschlossen ist.

Der Verzehr von Soja schützt vor einigen Krebsarten, allerdings sind viele Sojaarten auf dem Markt gentechnisch verändert. Die in Soja enthaltenen Phytohormone sind auch in Kapselform erhältlich, kombiniert mit anderen bioaktiven Substanzen, die vor Krebs schützen.

Isoflavone im Soja schützen als Radikalfänger außerdem vor hormonunabhängigen Krebsarten, wie Lungen-, Magen- oder Darmkrebs. Sie verändern die Aktivität von Enzymen und die Bildung von körpereigenem Eiweiß und wirken hemmend auf die Entstehung und Vermehrung von Krebszellen. Ähnlich wie Isoflavone in Soja wirken die Lignane, die nach Verzehr von Getreide und Gemüse, insbesondere auch von Kohl, im Darm gebildet werden.

Da der Körper Hormone aus Fetten wie auch aus Alkohol bilden kann, erhöht die westliche Ernährung das Risiko hormonbedingter Krebsarten, während es durch eine fettarme Ernährung vermindert wird.

Soja enthält neben Isoflavonen essentielle Fettsäuren, Mineralstoffe und bioaktive Substanzen. Aufgrund seines hohen Eiweißgehaltes lässt es sich der Fleischkonsum durch den Verzehr von Soja drosseln.

 Kleine-Gunk, Bernd Brustkrebs: So vermeiden Sie Ihr Risiko. Trias

Enzyme

Enzyme sind Stoffe, die Prozesse in Gang setzen, ohne sich dabei selbst zu verändern. Sie steuern die Stoffwechselvorgänge und beeinflussen neben Blutgerinnung und Wundheilung auch die Immunabwehr. In der Krebstherapie werden vor allem eiweißspaltende Enzyme eingesetzt. Dazu gehören Chymotrypsin und Trypsin aus tierischen Bauchspeicheldrüsen, Bromelain aus der Ananas und Papain aus der Papaya. Sie unterstützen die Leistungen des Abwehrsystems und verringern die Nebenwirkungen von Strahlen- und Chemotherapie.

Diese Enzyme sorgen dafür, dass Krebszellen, die sich mit einer Eiweißhülle tarnen, vom Immunsystem erkannt und angegriffen werden können. Sie machen das Blut dünnflüssiger und mindern die Haftfähigkeit von aus dem Tumor losgelösten Zellen, sodass diese sich nicht wieder an anderer Stelle im Körper ansiedeln und keine Metastasen bilden können. Enzyme lösen so genannte Immunkomplexe auf, die wie andere Abfallprodukte bei der Auflösung von Tumorzellen das Abwehrsystem verwirren und lähmen.

 Die Einnahme von Enzympräparaten sollte 60 bis 90 Minuten vor den Mahlzeiten erfolgen, damit sie besser wirken. Dauer und Dosierung richten sich nach Art und Stadium der Erkrankung. Bei Patienten, die blutverdünnende Mittel, wie Marcumar oder Aspirin einnehmen, ist Vorsicht bei einer Enzymtherapie angeraten.

Die drei Hauptsäulen der Krebstherapie Operation, Chemo- und Strahlentherapie können durch Enzyme nicht ersetzt, sehr wohl aber ergänzt und in ihren Nebenwirkungen gemildert werden:

- Nach Operationen fördern hoch dosierte Enzyme die Wundheilung, mindern das Infektions- und Metastasenrisiko und mindern zusammen mit Lymphdrainage und der Gabe von Selen die Bildung von Ödemen.
- Bei Chemotherapie wirken sie Übelkeit und Appetitmangel entgegen.
- Bei Strahlentherapie mindern sie die durch die Behandlung hervorgerufenen Beschwerden im Bereich der Haut und Schleimhaut.

Enzyme verringern die Schmerzempfindung und können die Wirkung anderer Immuntherapeutika verstärken.

 APE – Arbeitskreis Pro Enzyme, Kanalstr. 17, 80538 München, Tel. 089-29160115
Infoblatt Enzyme, GfBK Heidelberg, www.biokrebs.de

Bromelain

In den meisten Enzympräparaten sind alle im vorigen Kapitel erwähnten Enzyme enthalten. Sie wirken ähnlich und ergänzen sich in ihren Aktivitätsbereichen. Dabei hat jedes Enzym bestimmte Vorlieben zur Spaltung bestimmter Eiweißarten. Die pflanzlichen Enzyme sind darüber hinaus anders als die tierischen auch dann noch aktiv, wenn der Patient Fieber hat.

Da für Enzympräparate nicht immer die Kosten von der Kasse getragen werden, sind pflanzliche Monopräparate außerdem aus finanziellen Gründen von Vorteil.

In einer kürzlich in Berlin durchgeführten Studie wurde besonders die Wirkung von Bromelain untersucht, das durch Zentrifugierung des Rohextrakts, durch Filtration und Gefriertrocknung aus den Stengeln der Ananaspflanze gewonnen wird.

Schon vor ungefähr dreißig Jahren konnten teilweise bemerkenswerte Rückbildungen bösartiger Tumoren nach monatelanger Einnahme von Bromelain beobachtet werden.

 Man kann den therapeutisch wirksamen Mindestbedarf an Bromelain nicht mit dem Verzehr von Ananas decken. Bromelain wird zwar resorbiert, wenn es oral genommen wird, sollte aber in magensaftresistenter Form verabreicht werden.

In der genannten Studie mit 15 Brustkrebspatientinnen wurde die Wirksamkeit von Bromelain bei einigen Patientinnen bestätigt, obwohl einige Patientinnen auf die Behandlung nicht deutlich ansprachen. Umfassende klinische Studien liegen mit dem Einzelwirkstoff noch nicht vor.

In Laborversuchen wurde nachgewiesen, dass Bromelain die Teilung von Tumorzellen und damit das Tumorwachstum hemmt. Außerdem konnte gezeigt werden, dass es die Entstehung von Lungenmetastasen eindämmt.

 Wrba, Heinrich; Pecher, Otto (1998) Enzyme – Wirkstoffe der Zukunft. Ecomed

Kombucha

Kombucha wird als Teepilz bezeichnet, ist jedoch eigentlich eine Symbiose aus verschiedenen Hefen und Bakterienarten mit antibiotischer Wirkung. Kombucha wächst auf gezuckertem Aufguss von schwarzem oder grünem Tee und vergärt ihn zu einem aromatischen, kohlensäurehaltigen Getränk. Diesem Getränk wird eine Steigerung der Vitalität und Heilkraft bei Magen-Darm-Erkrankungen zugeschrieben.

Kombucha wurde seit dem ersten Drittel dieses Jahrhunderts immer wieder untersucht, doch liegen bisher keine eindeutigen Ergebnisse vor. Vor kurzem hat man in einer Studie festgestellt, dass sich nach Verabreichung von Kombucha über mehrere Wochen die Zahl der weißen Blutkörperchen normalisiert. Dies gilt sowohl für zu hohe als auch für zu niedrige Leukozytenzahlen. Neuere Studien geben Hinweise darauf, dass mit Kombucha Gehirntumoren und Leukämie erfolgreich behandelt werden konnten.

Die Möglichkeit einer zuverlässigen Therapie mit Kombucha muss durch weitere Untersuchungen erst noch erhärtet werden. Man kann jedoch schon jetzt versuchen, den Regenerationsprozess nach einer Chemotherapie durch Verabreichung von Kombucha zu beschleunigen.

Dies gilt um so mehr als Kombucha auf das Immunsystem wirkt, indem es die Bildung von Interleukin-2 anregt. Interleukin-2 ist ein Botenstoff und reguliert die Bildung von T-Lymphozyten, die ihrerseits Krebszellen erkennen und bekämpfen können.

Generell wirkt Kombucha immunstärkend und entzündungshemmend, ist aber kein Allheilmittel, wie oft behauptet wird.
Kombucha gibt es als fertiges Getränk in Apotheken und Reformhäusern, kann aber auch mit Hilfe einer Kombuchakultur selbst hergestellt werden

Kombucha gibt es als fertiges Getränk in Apotheken und Reformhäusern, kann aber auch mit Hilfe einer Kombuchakultur selbst hergestellt werden.

Fasching, Rosina (1997) Teepilz Kombucha. Das Naturheilmittel und seine Bedeutung. Ennsthaler

Heilpilze

Die chinesische und japanische Medizin kennt zahlreiche Pilze mit heilender Wirkung, beispielsweise bei Herz-Kreislauf-Erkrankungen, bei Ödemen, Gastritis oder Hepatitis.

Shiitake, Maitake, Reishi und Hericium stärken das Immunsystem, wie aus zahlreichen Untersuchungen hervorgeht. Diese Eigenschaft spielt in der Krebsvorbeugung und -therapie eine Rolle. Die Pilze enthalten eine ganze Reihe bioaktiver Substanzen (⇨ 117) und versorgen den Organismus mit Stoffen, die er zur Aufrechterhaltung des Immunsystems braucht.

Neben Eiweiß enthalten sie auch Ballaststoffe. Diese beschleunigen die Passage des Nahrungsbreis durch den Darm, womit die Einwirkungszeit möglicher krebsfördernder Stoffe verkürzt wird. Außerdem binden sie krebserregende Substanzen, so dass diese nicht aufgenommen werden.

Manche Pilze enthalten Stoffe, die gegen Bakterien und Viren wirksam sind.

 Pilze speichern Wasser und Mineralien wie kleine Schwämme. Leider speichern sie auch Stoffe aus der Umwelt, die der Gesundheit schaden. Darum dürfen nur Pilze aus streng kontrolliertem Anbau medizinisch verwendet werden.

Reishi und Hericium sammeln Germanium, ein Metall, das in der Natur nur sehr selten vorkommt, und stellen damit eine organische Verbindung her, die eine deutliche Antitumorwirkung hat.

Reishi enthält außerdem Spurenelemente und wie der Shiitake Lentinan, das gegen Tumorzellen im Verdauungstrakt wirkt. Da er als Speisepilz nicht genießbar ist, wird er nur zu Heilzwecken angebaut.

Hericium enthält neben Zink und Germanium auch Selen und ist in der Krebstherapie, bei Geschwüren und Entzündungen einsetzbar. Er wirkt stimmungsaufhellend und beruhigend.

Maitake wirkt besonders in Kombination mit Vitamin C krebshemmend.

Der Eichhase, ein Pilz, von dem nur die unterirdisch wachsenden Pflanzenteile verwendet werden, enthält Ballaststoffe mit Antitumoreffekten.

 Kapseln mit Heilpilzextrakten gibt es über die MykoVital Heilpilze GmbH, Talweg 4, 63694 Limeshain, Tel. 06047-7073

 Lelley, J. (1997) Die Heilkraft der Pilze. Gesund durch Mykotherapie. Econ

Kaffee – nicht die Bohne ungesund

Kaffee ist ein weitverbreitetes Getränk und stand auch schon im Verdacht Krebs auslösen zu können oder zumindest zu begünstigen. Nach neuesten Erkenntnissen gibt es jedoch keinen Grund, auf den Genuss von Bohnenkaffee zu verzichten. Das beliebte Getränk wirkt nicht nur gegen Migräne und Müdigkeit, es hat auch eine die Wasserausscheidung fördernde Wirkung und beschleunigt die Darmpassage. Man vermutet, dass diese Beschleunigung des Verdauungsprozesses vor Dickdarm- oder Leberkrebs schützt.

Bei einer schnelleren Darmpassage können krebsfördernde Stoffe nicht so lange auf die Darmscheimhaut einwirken. Bestimmte Fettstoffe können die Gene in der Zelle außerdem vor aggressiven Stoffwechselprodukten bewahren.

Viele Untersuchungen in Nord- und Südeuropa, Asien und den USA wurden durchgeführt, um nachzuweisen, dass Brust-, Eierstock-, Blasenkrebs oder andere Wucherungen durch Kaffee verursacht werden, doch konnte in keiner der Untersuchungen ein solcher Zusammenhang nachgewiesen werden. Vielmehr stellten französische Wissenschaftler im Auftrag des Ernährungsministeriums in langjährigen Querschnittsuntersuchungen fest, dass bei einem regelmäßigen Genuss von vier Tassen Kaffee am Tag die Wahrscheinlichkeit an Darmkrebs zu erkranken um ein Viertel geringer war.

In diesem Zusammenhang sei darauf hingewiesen, dass Kaffee keineswegs als Flüssigkeit zur Medikamenteneinnahme geeignet ist, ebensowenig wie koffeinhaltige Limonaden oder alkoholische Getränke. Medikamente werden am besten mit Wasser eingenommen.

Wie bei vielen anderen Stoffen aus der Nahrung, die schützend gegen Krebs wirken können, ist auch bei Kaffee eine Grenze einzuhalten. Wird diese überschritten, drohen Blutdruckerhöhung und Schlimmeres. Außerdem kann Kaffee Vitamin C zerstören und die Wirkung von Medikamenten beeinflussen.

 Hessmann-Kosaris, Anita (2000) Kaffee: Nicht die Bohne ungesund. Mosaik

 http://www.coffeescience.org

Schadstoffe ausleiten

Aus Luft und Nahrung gelangen Schwermetalle und Umweltgifte in den Organismus, wo sie feste Verbindungen mit dem körpereigenen Eiweiß eingehen können.

Die große Anzahl von Umweltgiften kann im Zusammenhang mit der Entstehung von Krebs stehen, wie Ergebnisse verschiedener Tierversuche nahe legen. Da bisher keine eindeutige Ursache für die Entstehung von Krebs gefunden werden konnte, muss davon ausgegangen werden, dass jede Belastung – insbesondere, wenn sie zusammen mit anderen auftritt – der entscheidende Tropfen sein kann, der das Fass zum Überlaufen bringt. Bei unklaren Beschwerden oder chronischen Erkrankungen sollte also unbedingt im Blut oder durch einen Speicheltest nach belastenden Umweltgiften oder Schwermetallen gefahndet werden. Auch durch einen Kaugummitest, durch einen DMPS-Mobilisationstest, bioelektronische Testverfahren (⇨ 64) oder Haaranalysen (⇨ 67) können Umweltgifte nachgewiesen werden. Der Kaugummitest dient zum Nachweis einer möglichen Amalgambelastung aus Zahnfüllungen, während der DMPS (Mercuval®)- Mobilistationstest auf die allgemeine Belastung des Organismus durch Quecksilber hinweist.

Quelle für einen erhöhten Bleigehalt im Blut kann das Trinkwasser sein. Alte Wasserleitungen können Blei abgeben, auch wenn sie beschichtet sind, sodass das Trinkwasser zum Hauptvergifter durch Blei geworden ist, seitdem die Autoabgase nach Einführung der Katalysatoren in dieser Hinsicht an Bedeutung verloren haben. Ein weiteres und vielleicht größeres Problem kann Quecksilber sein, das in Amalgamfüllungen immer noch verwendet wird und von dort aus in den Körper gelangen kann.

 Quecksilber und Blei werden in Organen, im Bindegewebe und Knochen eingelagert und nicht abgebaut. Die giftigen Metalle können zum Teil aus dem Körper mit Hilfe von DMPS, Selen, Zink, spezifischen Nosoden und auch Algenpräparaten ausgeleitet werden.

Algen haben als Eiweißquelle in Europa zwar nicht die Bedeutung wie in Asien und tragen auch nicht nennenswert zur Vitaminversorgung bei, können die Entgiftung des Körpers aber sinnvoll unterstützen. Einige Algenarten nehmen bis zu 30 % ihres Trockengewichtes an Schwermetallen auf.

In einer Studie zur Wirkung der Alge Spirulina platensis wurde bei fast allen Patienten, die das Algenpräparat und zuätzlich Selen erhielten, eine deutliche Verbesserung des Befindens festgestellt. Die Bleiwerte im Blut wurden reduziert und erreichten Normalwerte. Außerdem wurde der Fettstoffwechsel verbessert.

Durch Algenpräparate wird das Immunsystem gestärkt und die Zellen werden vor Strahlenschäden geschützt, indem die Stabilität der Zellen erhöht wird. Allergien, Asthma und Kopfschmerzen bessern sich.

Auch in Verbindung mit schwefelhaltigen Aminosäuren, wie sie in Eiern enthalten sind, wird Quecksilber durch Algen aus dem Gewebe gelöst und kann über den Darm ausgeschieden werden.

Algen enthalten Selen, Magnesium, Eisen und Vitamine, die zu einer Entgiftung beitragen können. Da Quecksilber bei Mineralmangel nicht ausgeschieden werden kann, müssen verschiedene Mikronährstoffe wie Magnesium, Kalium und Kalzium eventuell zugesetzt werden.

Zink ist ein Gegenspieler von Quecksilber und anderen Schwermetallen wie Blei. Es kann sie in kleinen Mengen aus dem Körper ausleiten. Außerdem ist Zink (⇨ 124 bedeutsam für die Bildung vieler Enzyme und wichtig für das Immunsystem.

Selen (⇨ 122) hat einen deutlichen Einfluss auf die Ablagerung von Quecksilber im Körper, wobei vor allem anorganische Selen-Verbindungen geeignet sind, Quecksilber zu binden und auszuscheiden. Selen-Hefe-Verbindungen scheinen hier weniger geeignet.

Auch Vitamin C (⇨ 120) fördert die Ausscheidung von Schwermetallverbindungen.

Aber nicht nur Metalle, sondern auch Östrogene und Pestizide können den Körper belasten. Zwar sind viele Pestizide und Düngemittel in Europa verboten, in anderen Ländern, aus denen die landwirtschaftlichen Produkte nach Deutschland eingeführt werden, aber nicht.

 Interdisziplinäre Gesellschaft für Umweltmedizin, IGUMED, 79713 Bad Säckingen, Bergseestr. 57, Tel. 07761-913490, www.igumed.de

 Algen: http://www.sanatur.de

Fragliche Nahrungsergänzungsmittel: Bérestropfen – Noni – Haifischpulver – Avemar®

Dr. Béres beschäftigte sich als Chefarzt einer Klinik in Ungarn über 35 Jahre wissenschaftlich mit sanften Heilmethoden. Im Rahmen dieser Tätigkeit entwickelte er ein Präparat, die so genannten Bérestropfen zur Stärkung von Stoffwechsel und Immunsystem. Die Tropfen wirken bei den unterschiedlichsten Krankheiten. Der grundlegende Gedanke ist, dass Krankheiten durch den Mangel bestimmter Stoffe entstehen. Durch Zufuhr dieser Stoffe werden die Krankheitserreger in ihrer Vitalität geschwächt bzw. der Organismus gestärkt.

Die Tropfen sollen bei Verdauungsstörungen und Übelkeit, entzündlichen Prozessen aller Art, bei Schmerzen und Schlaflosigkeit wirken, sie verbessern das Blutbild und wirken blutdrucksenkend. Auch bei Diabetes und Nierenkrankheiten hat sich das Mittel bewährt. Da die Wirkstoffe auch von Tumorzellen aufgenommen werden, diesen aber im Gegensatz zu den gesunden Zellen schaden, ist das Mittel auch unterstützend in der Krebstherapie einsetzbar. Auch wenn Einzelfälle von Heilungen beschrieben werden, ist es kein universelles Heilmittel.

Die Tropfen haben keine Nebenwirkungen und sind in Europa frei verkäuflich. Sie sollten über einen Zeitraum von drei bis vier Monaten eingenommen und durch die tägliche Aufnahme von 100 mg Vitamin C ergänzt werden.

 Die Kosten belaufen sich in Ungarn auf ca. 1 DM pro Flasche. In Deutschland und der Schweiz werden dieselben Flaschen zu Preisen zwischen 50 und 90 DM pro Flasche durch scheinbar uneigennützige Forschungsgesellschaften vertrieben! Im Monat werden 2 bis 4 Flaschen gebraucht.

Noni ist die Frucht eines Baumes, der auf einigen Südseeinseln wächst. Die reife Frucht, die nach altem Käse riecht, hat verschiedene medizinisch wirksame Inhaltsstoffe. Sie hilft bei Müdigkeits- und Erschöpfungszuständen, wirkt entzündungshemmend, ist ein unterstützendes Schmerzmittel und hat möglicherweise krebsvorbeugende Wirkung. In einem japanischen Laborversuch zeigte sich, dass ein besonderer Wirkstoff dieser Frucht das Wachstum von Vorläufern von Krebszellen hemmen kann. In einem Tierversuch wurde die Lebenszeit erheblich verlängert. Außerdem verstärkt Noni angeblich die Wirksamkeit krebshemmender Medikamente.

Ein anderer Wirkstoff der Nonifrucht stärkt die Festigkeit der Eiweißmoleküle, stimuliert das Immunsystem, regt die Darmtätigkeit an, belebt und steigert das geistige Leistungsvermögen. Dadurch kann der Körper besser auf Belastungen psychischer und physischer Art reagieren.

Ein Extrakt in Pulverform ist in den Apotheken erhältlich.

 Noni wird von vielen Herstellern oder Vertreibern unverantwortlicherweise als Krebsheilmittel propagiert, obwohl eindeutige Dokumentationen fehlen!

Haifischpulver steht fälschlicherweise in dem Ruf, Krebs heilen zu können. Der Handel mit dem Pulver aus Haifischknorpel hat inzwischen dazu geführt, dass der natürliche Bestand der beiden Haifischarten, aus denen der Knorpel gewonnen wird, bedroht ist. Eiweißstoffe des Knorpels sollen die Bildung der Blutgefäße verhindern, die der Tumor zu seiner Versorgung braucht (➪ 54). Wissenschaftliche Studien, die diese Behauptung bestätigen, liegen nicht vor.

Nebenwirkungen entstehen keine. Die behauptete Wirkung ist aber nicht sicher, und es ist noch nicht geklärt, auf welche Art die Eiweißstoffe verabreicht werden müssen, um die Angiogenese zu blockieren.

Bisher wird Haifischknorpel als Nahrungsergänzungsmittel angeboten, möglicherweise wirken die heilsamen Eiweißverbindungen aber nur, wenn sie in den Tumor gespritzt werden.

Avemar® ist ein Produkt aus Weizenkeimextrakt und in vielen Ländern als Nahrungsergänzungmittel erhältlich.

Es handelt sich dabei um eine Vielzahl biologisch aktiver Substanzen, die aus fermentierten Weizenkeimen extrahiert werden. Avemar ist ein Radikalenfänger und hat in höherer Dosierung eine immunstimulierende Wirkung, die sich möglicherweise hemmend auf das Tumorwachstum auswirkt.

Tierversuche im Labor zeigten, dass das Präparat die Entstehung von Metastasen bei verschiedenen Krebsarten der Haut, der Lunge, der Niere und des Darms verhindern kann. Nebenwirkungen wurden bisher keine bekannt.

 Avemar kann über einen langen Zeitraum eingenommen werden. Da Vitamin C die Wirkung von Avemar hemmt, sollte das Präparat mit einem zeitlichen Abstand zu den Mahlzeiten von etwa zwei Stunden eingenommen werden.

 http://www.avemar.de

Das Taylor-Protokoll

Neueste Studien legen die Vermutung nahe, dass mehr als die Hälfte der Krebstodesfälle mit falscher Ernährung und ungesunder Lebensführung in Verbindung stehen. Ernährung ist ein wichtiger Teil jeder Therapie, aber sie muss individuell abgestimmt sein.

Es gibt keine grundsätzlich für jeden richtige Ernährung. Je nach Veranlagung braucht vielmehr der eine überwiegend pflanzliche, ein anderer eher Nährstoffe tierischen Ursprungs – der eine mehr Eiweiß, ein anderer mehr Kohlenhydrate.

Mit dem Taylor-Protokoll wurden über die letzten zwanzig Jahre Daten und Laborwerte von Patienten dokumentiert und analysiert. Die Daten geben Aufschluss über den individuellen Stoffwechsel, ebenso wie über Lebens- und Ernährungsgewohnheiten. Dadurch kann die biochemische Individualität jedes Menschen bewertet werden, um dann speziell Rat und Hilfe für ein gezieltes Ernährungsprogramm zu geben. Ziel ist es, durch

▪ Entgiftung und Substitution,
▪ Stimulierung und Regeneration,

ein körperliches Gleichgewicht herzustellen, das den Körper in die Lage versetzt sich gegen Krebs zu schützen und möglicherweise sogar zu heilen.

Verwendet werden individuell abgestimmt alle bisher genannten bioaktiven Substanzen und einige weitere, wie Harnstoff, Drüsenextrakte oder Haifischknorpel. Die Dauer des Programms beträgt Monate und kann über Jahre fortgesetzt werden. Die Entgiftung erfolgt mit Enzymen, Vitaminen, Mineralien und mit Hilfe von Einläufen. Bei der Substitution werden Stoffe, die dem Körper fehlen, dosiert zugeführt, um im dritten Schritt die Stimulierung der Organe und Prozesse zu bewirken und den von der Krankheit geschwächten Körper wieder aufzubauen. Diese letzte Phase gilt dem zusätzlichen Nährstoffbedarf bei der Regeneration und dem Aufbau von Reserven.

Das Ernährungsprogramm muss außer der Größe des Patienten die Krankengeschichte, den augenblicklichen Zustand und die aktuellen Laborwerte berücksichtigen. Wichtig ist außerdem der Stoffwechseltyp, der dem Patienten zugeordnet wird.

Neue Wicker Kliniken – Klinik für Ganzheitsmedizin, Ludwigstr. 41, 61231 Bad Nauheim, Tel. 06032-9990, www.wicker-kliniken.de/neuewickerklinik

Heilung geschieht immer nur im eigenen Inneren.

Heilung   geschieht, sie ist nicht im operationalen Sinne machbar durch Beseitigung von Symptomen.

Heilung   ist wissenschaftlich nicht fassbar, denn

Heilung   ist ein meta-physisches Geschehen, das zur „Ganzheit rück-führt".

Die Einbeziehung von Dimensionen, die den kausal-analytischen Bezugsrahmen überschreiten (re-ligio), sind notwendig, um den Heilungsprozess geschehen zu lassen und zu erfahren.

(Ebo Rau)

„Ich denke, wahrscheinlich ist es egal, was für eine Therapie man von außen kriegt. Wenn man dahin kommt, auf die innere Stimme zu hören, das innere Ich wieder wahrzunehmen, dann hat man den Weg der Heilung entdeckt."

(A. Schütz)

„Bist Du krank, dann E R-G L A U B E Dir Deine Gesundheit, und wenn Dein Körper noch zu retten ist, dann werden die Ärzte, denen Du Dich anvertraust, Dir dankbar für Deine Hilfe, für Deine Genesung sein!"

(E. Lückheide)

„Erst nach der Krankheit verstand ich, wie wichtig das Ja-Sagen zum eigenen Schicksal ist. Denn auf diese Weise ist ein Ich da, das auch dann nicht versagt, wenn Unbegreifliches geschieht. Ein Ich, das aushält, das die Wahrheit erträgt und das der Welt und dem Schicksal gewachsen ist. Dann hat man mit einer Niederlage auch einen Sieg erlebt."

C. G. Jung

Körper und Geist im Einklang

Bewegung

Bewegung hat schon seit langem einen hohen Stellenwert in der Vorbeugung, in der Rehabilitation und Nachsorge. 1981 gab es die erste spezielle Sportgruppe in der Nachbehandlung von Krebserkrankungen.

 In mehreren wissenschaftlichen Untersuchungen konnte belegt werden, dass körperliche Aktivität der Entstehung von Krebserkrankungen vorbeugt und vor allem in der Nachbehandlung positive Effekte hat.

Sporttherapeutische Initiativen erhalten einen immer größeren Stellenwert. Im Mittelpunkt stehen bei diesen sportlichen Aktivitäten die individuelle Belastungsfähigkeit und persönlicher Ehrgeiz oder persönliche Vorlieben.

Das individuelle, durch die Krankheit eingeschränkte Leistungsvermögen muss berücksichtigt werden. So sind die spielerischen Möglichkeiten gymnastischer Übungen nach Brustamputationen relativ begrenzt, dennoch sollte nicht auf körperliche Aktivität verzichtet werden. Beispielsweise können spezielle Übungen die nach einer solchen Operation auftretenden Lymphödeme verschwinden lassen.

Bewegungsübungen beugen verkrampften Schonhaltungen und Fehlhaltungen vor. Dazu können bereits Auflockerungs- und Erwärmungstraining zu Beginn jeder Übungsstunde beitragen.

Leichtathletik, Langstreckenlaufen, sogar Kugelstoßen können zum Trainingsprogramm gehören und es ist nicht unmöglich, trotz Krebs jedes Jahr sogar das Sportabzeichen zu erwerben.

Körperliche Bewegung muss aber weder heftig noch ausgiebig sein, um der Gesundheit zu nützen, sie muss nicht in speziellen Kursen und besonderen Räumen erfolgen.

 Der Alltag hält viele Möglichkeiten bereit, sich zu bewegen. Oft reicht es schon, aufzustehen, im Haus, im Garten, in den Straßen und im Freien spazieren zu gehen. Leben braucht Bewegung. Durch Spaß und Freude an der Bewegung wird das Vertrauen in den eigenen Körper stabilisiert.

Therapeutische Sportgruppen müssen nicht gleich als solche kenntlich sein, sondern können Spaß machen und sich an spielerischen oder tänzerischen Bewegungsformen orientieren.

Wie anderer Sport auch, ist der speziell therapeutisch ausgerichtete Sport eine **gesellige Angelegenheit**, sodass man im Rahmen regelmäßigen Bewegungstrainings leichter aus einer eventuell bestehenden **Isolation** nach überstandener Krebstherapie herausfindet.

Sport in der Krebsnachsorge ist auf Kontinuität angelegt wie auf soziales Miteinander. Die Gruppenmitglieder sind in vergleichbarer Situation, können Erfahrungen austauschen, sich gegenseitig Sorgen und Ängste nehmen oder an schlechten Tagen auch zu bestimmten sportlichen Übungen ermuntern.

Bewegung und sozialer Rückhalt in der Gruppe tragen zur **Alltags- und Krankheitsbewältigung** bei. Wer den Schock der Diagnose und die Therapie ertragen hat und zum passiven Dulden gezwungen war, kann in der Sportstunde wieder aktiv werden. Man stellt fest, was man kann, wo die Grenzen sind, und dass sie möglicherweise gar nicht so eng sind, wie man vermutet hat.

Eine besonders gute Möglichkeit für körperliche Aktivität sind Tanzgruppen (⇨ 166), wo Bewegung, Geselligkeit und Freude an Musik gleichzeitig und gleichgerichtet wirken.

Neben leichtem Training, Gymnastik, Spiel und Tanz gibt es jahrtausendealte asiatische Bewegungsschulen, wie Qi Gong (⇨ 146), Tai Chi (⇨ 147) oder Yoga (⇨ 144). Dabei führt die Körpererfahrung zu einem ruhigen Gemüt und besserer Konzentrationsfähigkeit. Hier steht Bewegung im Rahmen ganzheitlicher Lebenskonzepte, der Mensch ist nicht nur Körper, sondern wird zusammen mit geistig-seelischen und den sozialen Dimensionen als Ganzheit gesehen.

Die Erfahrung von Bewegung bildet zur Körpererfahrung von Krankheit und Schmerzen ein positives Gegengewicht, durch aktive Beweglichkeit können positive Lebensperspektiven eröffnet werden. Der Bewegungsapparat muss und will bewegt werden, sonst verkümmert er und die Befindlichkeit des Körpers verschlechtert sich.

Bewegungen können auch ins Wasser verlagert und dadurch wenn nötig gewissermaßen entschärft werden, wenn sie Schmerzen verursachen oder Angst vor Stürzen besteht. Das Körpergewicht wiegt hier geringer, das Wasser trägt, setzt aber gleichzeitig den Bewegungen ein Hindernis entgegen, sodass mehr Kraft aufgewendet und die Muskeln stärker angespannt werden müssen.

 Amler/Knörzer (1995) Bewegungspausen im Alltag. Haug

 Kontaktadressen über Landessportbünde und psychosoziale Beratungsstellen

Entspannung

Die drei wichtigsten Verfahren zur Entspannung sind Einflussnahme auf die **Atmung,** den **Körper** und das **Vorstellungsvermögen**.

Die drei genannten Zugangsmöglichkeiten schließen sich nicht gegenseitig aus, sondern ergänzen sich je nach Schule in unterschiedlichem Maß und können individuellen Bedürfnissen oder Vorlieben entsprechend stärker oder schwächer gewichtet werden. Es gibt verschiedene westliche und östliche Atemschulen. Zur körperlichen Entspannung gehören Taiji, Qi Gong, Feldenkraisübungen, konzentrative Bewegungstherapie und Muskelentspannung.

 Es gibt eine Vielzahl von Entspannungmethoden, die wie viele verschiedene Wege alle zum selben Ziel führen.

Die **progressive Muskelentspannung** ist leicht erlernbar und universell einsetzbar. Entspannungserfolge können sich schnell und zuverlässig einstellen. Das Prinzip ist die auf jeweils eine Muskelgruppe begrenzte maximale Anspannung für wenige Sekunden, die durch eine längere Entspannungsphase abgelöst wird. Anspannung und Entspannung von Muskelgruppen wechseln aufeinander folgend ab. Das Verfahren kann, wenn nötig, auch in einer einzigen Sitzung gelernt werden.

Mit der Zeit wird man geübt in der Wahrnehmung körperlicher Anspannung im Alltag und kann sie vermeiden. Durch regelmäßiges Üben soll eine **entspannte und gelassene innere Grundhaltung** entwickelt werden.

Zugänge über das Vorstellungsvermögen sind autogenes Training, mentales Training, Phantasiereisen und Visualisierung (⇨ 156).

Das **autogene Training** besteht aus sechs aufeinander folgenden Grundübungen und wirkt auf die Steuerung des vegetativen Nervensystems. Man kann das autogene Training als eine Technik ansehen, die Reaktionen des sympathischen durch solche des parasympathischen Nervensystems ersetzt.

Unabhängig davon, welcher Weg gewählt wird, sollten Übungen bei gedämpftem Licht, von äußeren Geräuschen und Störfaktoren abgeschirmt und ohne Zwang ausgeführt werden; sie können bei Unwohlgefühlen auch vorzeitig abgebrochen werden. Musik kann zusätzlich eingesetzt werden, sie kann aber auch ein ganz eigenständiger Weg zur Entspannung und Meditation sein. **Musik** ist auch zur Abschirmung gegen Außengeräusche hilfreich.

 Olschewski, Albert (1999) Progressive Muskelentspannung. Haug

Meditation

Meditation ist die Kunst, sich in sich selbst zu versenken und das Denken auszuschalten. Bei Meditationsmeistern verändern sich dabei die Gehirnströme messbar.

Die Möglichkeiten zur Meditation sind vielfältig, und mit genügend Erfahrung kann an jedem beliebigen Ort meditiert werden. Besser ist es natürlich, einen angemessenen Ort aufzusuchen und einen Zeitpunkt zu wählen, wo man wirklich Zeit hat. Wenn Anspannung und Ängste drohen, kann sich nach regelmäßigen Meditationsübungen ein Gefühl der Gelassenheit und Ruhe einstellen, wie auch die körperliche und geistige Leistungsfähigkeit sich verbessern. Weiterhin kann Meditation chronische Schmerzen erträglicher machen.

Es gibt verschiedene Richtungen in der Beurteilung von Meditation, wobei die einen nur ihren **Entspannungseffekt** gelten lassen wollen, andere in der Meditation auch eine Möglichkeit der **Bewusstseinserweiterung** oder **transpersonalen Bewusstseinsöffnung** sehen.

 Meditation kann, wie wissenschaftlich belegt ist, die Herzschlagfrequenz vermindern, den Blutdruck senken und die Atemfrequenz verringern. Der Organismus braucht dadurch weniger Sauerstoff.

Es ist nicht leicht, aus dem Alltag heraus mit meditativer Stille zu beginnen. Zunächst wählt man bewusst einen Platz ohne Störfaktoren aus. Dort setzt man sich aufrecht und richtet die Aufmerksamkeit auf den eigenen Atemrhythmus und den Weg des Atems. Man sammelt sich, denkt an nichts, und lässt den Alltag los, ohne sich jedoch bewusst Gedanken zu verbieten oder sich zur Gedankenleere zu zwingen. Bei der Meditation ist der Weg das Ziel, ein besonderes Erlebnis als Abschluss der Übung ist nicht zu erwarten.

Als **Meditationshilfe** kann ein Betrachtungsgegenstand dienen. Dies kann eine Blüte, ein Stein, eine Schale mit Wasser sein. Auch das Ausmalen eines **Mandalas** kann als Versenkungsübung dienen.

Meditation ist eine Frage der Übung, und der Anfang wird erleichtert, wenn man sich von einem Lehrer in einer Meditationsgruppe führen lässt.

Hierbei ist allerdings zum Teil Vorsicht geboten. Misstrauisch sollte man werden, wenn man zu stark in die Gruppe eingebunden wird, die Gruppe ein Elitebewusstsein pflegt, kritisches Denken unerwünscht ist und eine neue und meist verblüffend einfache Weltsicht angeboten wird.

 Fontanta, David (1996) Kursbuch Meditation. Fischer

Yoga

„Yoga ist Geschicklichkeit in allen Werken", sagt die Bhagavad Gita, das berühmteste der indischen philosophischen Epen. Yoga zählt zu den ältesten Wissenschaften vom Leben, die vor Tausenden von Jahren ihren Ursprung in Indien hatte. Es ist das älteste System der Welt zur persönlichen Entwicklung, das Körper, Geist und Seele vereint.

Yoga ist eine Art zu leben, um Körper und Geist zu schulen, gesund zu erhalten und der eigenen Identität näher zu kommen. Es handelt sich um universelle Wahrheiten, die nach langer Zeit auch heute noch gültig sind.

 Yoga ist keine Religion und kann darum von allen Menschen, gleich welchen Glaubens, angewandt werden. Der Yogaübende strebt nach Einfachheit, Harmonie und Reinheit der Gedanken.

Sind Körper, Geist und Seele im Einklang, ist der Mensch gesund. Stress und Anspannung, die Symptome unserer Zeit, überfordern die Kräfte des Einzelnen bei weitem, sie sind für den heutigen Menschen der westlichen Welt größer als zu irgendeiner anderen Zeit in der Geschichte der Menschheit. Immer mehr Menschen leiden an schweren chronischen Krankheiten, wie beispielsweise auch an Krebs. Die moderne Medizin reagiert darauf mit Behandlungen, die sich in erster Linie auf die Symptome konzentrieren, sie gehen aber kaum auf die eigentliche Ursache des Problems ein. Die Folge davon ist, dass es selten zu einer Heilung im ganzheitlichen Sinne kommt.

Yoga bietet die Möglichkeit, die medizinische Technologie durch ein ganzheitliches System der **Gesundheitsfürsorge** zu ergänzen, das sich ebenso an Geist und Seele wendet, wie es auch den Körper anspricht. Yoga entwickelt im Menschen die Fähigkeit, den inneren Frieden jederzeit und bei allen Handlungen zu bewahren und dadurch physische und geistige Gesundheit zu erlangen. Yoga ist also keine Theorie, sondern ein praktischer Lebensweg.

Swami Vishnu-Devananda, eine weltweit anerkannte Autorität für Yoga, hat die alten Weisheiten des Yoga in fünf Grundformen zusammengefasst:

- richtige Körperübungen
- richtige Atmung
- richtige Entspannung
- richtige Ernährung
- positives Denken und Meditation.

Die **Körperübungen** im Yoga heißen Asanas. Asanas trainieren jedes Körperteil, strecken und kräftigen Muskeln und Gelenke, die Wirbelsäule und das gesamte Knochensystem. Sie wirken jedoch nicht nur auf die äußere Gestalt des Körpers, sondern ebenso auf die inneren Organe, Drüsen und Nerven. Indem sie das ganze System gesund erhalten, körperliche und geistige Spannungen lösen, wecken sie erstaunliche Energiereserven.

Die **Yoga-Atmung**, auch Pranayama genannt, belebt den Körper und hilft, den Geist und Verstand zu kontrollieren. *„Wenn der Atem wandert, dann ist der Geist unruhig. Aber wenn der Atem still ist, ist es auch der Geist“.* Die Kraft des Prana, der Lebensenergie, steuert und kontrolliert den ganzen Körper; jede einzelne Zelle des Körpers wird durch sie unter Kontrolle gehalten. Bei der normalen Atmung nehmen wir nur sehr wenig Prana in uns auf, aber wenn wir uns bewusst auf unsere Atmung konzentrieren und diese regulieren, können wir eine größere Menge an Lebensenergie in uns aufnehmen.

Spannungen in den Muskeln lösen sich und der ganze Körper kommt zur Ruhe. Man erwacht wie aus einem tiefen Schlaf. Die Energie wird bewahrt, Sorgen und Ängste werden abgeschüttelt.

Die **Ernährung** ist aus natürlichen Lebensmitteln nahrhaft und ausgewogen zusammengestellt. Sie hält den Körper locker und geschmeidig, beruhigt den Geist und verleiht genügend Widerstandskraft gegen Krankheiten. Das innere Wesen eines Menschen wird auch durch die Reinheit der Nahrung gereinigt.

Die **Meditation** hilft, die Gedanken zur Ruhe zu bringen und negative Gedanken abzulegen, den Geist zu besänftigen, um schließlich alle Gedanken zu transzendieren.

Yoga kann einen Weg weisen, Kräfte auf physischer, mentaler, esoterischer Ebene freizusetzen, innerlich frei zu werden, sich selbst und seine eigene Wahrheit besser zu finden. Dieser Prozess führt sowohl zur seelischen als auch zur körperlichen Gesundheit.

 Seminare: Sivananda Yoga Vedanta, Steinheilstraße 1, 80333 München, Tel. 089-524476

 YOGA für alle Lebensstufen, Sivananda Yoga Zentrum. GU Gräfe und Unzer, YOGA bei Beschwerden. Mosaik Verlag.

 http://www.sivananda.org/

Qi Gong und Taiji

Qi Gong ist die Essenz der Lebenskraft. Nach chinesischer Anschauung ist Qi die Urkraft, die in allem Leben erhalten ist und die zur Erhaltung des Lebens gebraucht wird. Der Begriff der „Lebenskraft" findet sich in den meisten alten Kulturen. In Indien spricht man von „Prana", in China von „Qi", in Japan von „Ki" und bei den nordamerikanischen Indianern vom „Großen Geist". Qi erfüllt den ganzen Körper.

In der traditionellen chinesischen Medizin kennt man zwei Arten von Qi. Zum einen das Qi, das wir von unseren Eltern geerbt haben. Es ist unser Ursprüngliches und angeborenes Qi, sozusagen unsere Grundausstattung an Lebensenergie. Zum andern nehmen wir von Geburt an Qi durch unsere Nahrung und unsere Atmung auf; dieses ist das erworbene Qi. Es umfasst hauptsächlich die Energie, die wir durch die Nahrung, durch Wasser und Luft aufnehmen.

Das angeborene Qi wird von der Außenwelt auf psychischem und körperlichem Wege beeinflusst. Ängste und Stress wirken sich negativ auf unser Qi aus. Es bestimmt die ursprüngliche Lebensdauer und den ursprünglichen Gesundheitszustand.

Das erworbene Qi wirkt darauf ein, und beider Zusammenwirken bestimmt ebenso den Gesundheitszustand wie die Lebensdauer.

Die Wege, auf denen Qi im Organismus kreist, sind die **Leitbahnen** oder **Meridiane**. Sie sind für das menschliche Auge unsichtbar. Man kann sie mit Tunneln und mit Kanälen vergleichen, die die Materie des Körpers durchziehen und Qi in alle Organzellen gelangen lassen.

Längere Erkrankungen, vorzeitiges Altern und extreme Erschöpfung führen zu einem Mangel an Qi. Im Körper kommt es zu einer Stockung der Lebenskraft, die Meridiane werden im Körper blockiert und dadurch alle Organfunktionen im Körper gestört.

Qi Gong ist ein ganzheitliches Konzept zur Erhaltung einer guten Gesundheit, eines langen Lebens und innerer Harmonie.

Die **Qi Gong Praxis** hat das Ziel, inneres Qi aufzubauen. Die beste Möglichkeit, ist das Üben von Qi Gong, an frischer Luft. Mit den Übungen lernt man, Qi zu fühlen, zu vermehren, zu stärken und zu leiten.

Qi Gong beginnt mit dem Prinzip der **Stärkung der Lebensenergie**. Die Übungen dienen der Vorbeugung von Krankheiten, aber auch der Linderung von Schmerzen und Beschwerden. Deshalb ist das regelmäßige Üben von Qi

Gong wichtig. Durch die körperlichen Übungen gerät wieder in Fluss, was durch körperliche, seelische oder geistige Belastungen gestoppt wurde. Das heilende Qi wird gemehrt, sodass negative Einflüsse an Kraft verlieren. Auf seelischer Ebene stellt sich Harmonie und innerer Frieden ein. Körper, Geist und Seele werden wieder in Einklang gebracht.

Taiji, oder **Tai Chi** in einer älteren Schreibweise, ist eine traditionelle chinesische Bewegungsschule, in Deutschland auch unter der Bezeichnung „Schattenboxen" bekannt.

Taiji wurzelt in taoistischer Lebensphilosophie und ist charakterisiert durch langsame, fließende Bewegungen, die sich zu bestimmten Taiji-Formen zusammenschließen und sich ohne Unterbrechungen in einem ruhigen Bewegungsfluss aneinanderfügen. Die Bewegungen sind der Arbeitswelt, Kampfhandlungen und Tieren abgeschaut. Die Übungen können allein, in Gruppen mit und ohne weitere Gerätschaften ausgeführt werden.

Die Art der Bewegung im Taiji ist eine Wohltat für die Muskeln und beteiligten Körperpartien. Sie sind wie fließendes Wasser, ein taoistisches Bild sanfter, unaufhörlich wirkender Kraft.

Weich umspült es den Stein und wird weiterhin fließen, wenn es den Stein nach langer Zeit ausgehölt und abgetragen haben wird.

Wie Wasser oder eine tanzende Wolke nichts Starres und selten etwas Plötzliches haben, sind die Bewegungen und dienen der Stärkung, dem Ausgleich und dem Fließen der Lebensenergie.

Weil die Übungen Ruhe und Konzentration verlangen, besteht eine Ähnlichkeit mit meditativen Übungen. Trotz der ursprünglich meditativen Komponenten praktiziert man Taiji in Europa vorrangig als eine Art Gymnastik. Wer Taiji praktiziert, beugt damit auch Herz-Kreislauf-Schäden und Haltungsschäden vor.

Master Bai Yin, Qi Gong-Energieheilung mit den 5 Elementen von Master Gao Yun. Windpferd Verlag,
Wenzel, Gerhard (1999) Qi Gong – Quelle der Lebenskraft. Edition Tau,
Hong Liu (1997) Qi-Gong Wunder. Delphi.

Netzwerk Taijiquan und Qi Gong e.V. Hamburg, Tel. 040-40197048

http://www.taijichuan.de

Massage und Reflexzonenarbeit am Fuß

Massierende Berührungen tun Körper und Seele gut und sind unter anderem darum eins der ältesten Mittel in der Heilung von Kranken. Vorrangig dienen Massagen der Lockerung und Entspannung, aber auch Körperfunktionen und Selbstheilungskräfte können durch sie gezielt angeregt werden. Sie wirken ausgleichend auf Geist und Psyche, was allein schon für Krebspatienten hilfreich ist. Zusätzlich zur Beruhigung und Stimulierung des Nervensystems beleben Massagen die Durchblutung, sodass sich die Patienten nicht nur besser fühlen, sondern auch frischer aussehen; Massagen lösen Verspannungen und mildern chronische Schmerzen.

Es gibt verschiedene Methoden und Massagetechniken, wie Streichen, Kneten oder Reiben, um nur einige zu nennen. Wenn der Masseur einige Grundregeln beachtet, können Massagen dazu beitragen, dass Nebenwirkungen konventioneller Krebstherapien besser ertragen werden. Dies gilt besonders, wenn Massagen mit anderen Techniken zu einer umfassenden Therapie verschmolzen werden, die stärker das Wohlbefinden des Patienten als die Bekämpfung der Krebserkrankung im Blick hat.

 Grundsätzlich dürfen bei Krebspatienten nur leichte Massagetechniken angewandt werden, und Druckausübung oder Tiefenmassage ist im Bereich des Tumors unbedingt zu vermeiden. Bei Blutkrebs heißt das, dass gar kein Druck ausgeübt werden darf, und auch bei Vorhandensein von Knochenmetastasen ist größte Vorsicht geboten.

In einer Pilotstudie zeigte sich, dass Brustkrebspatientinnen eine Strahlentherapie besser ertrugen und weniger unter Spannungen und Erschöpfungszuständen litten, wenn sie Rückenmassagen erhielten.

Übelkeit und Erbrechen, gefürchtete Nebenwirkungen bei Chemotherapie, sind mit Massagen, Nahrungsumstellung, Atemtechniken und psychischen Behandlungsmethoden eindeutig besser in den Griff zu bekommen.

Massagen sollten nicht beliebig, sondern nur von medizinischem Fachpersonal ausgeführt werden. Der Körper des Patienten sollte vorher durchgewärmt sein, entweder durch Wärmeanwendungen oder durch eigene körperliche Aktivität wie Gymnastik.

Es gibt kaum Untersuchungen oder Literatur zur positiven Wirkung von Massagen bei Krebspatienten. Am ehesten wird dies in Büchern zur Krankenpflege erwähnt und empfohlen, während andererseits von Medizinern eine mögliche Ausbreitung metastasenbildender Zellen durch die Anregung der Blutzirkulation befürchtet wird.

Neuerdings hat man in einer klinischen Studie die Auswirkungen von Massagen auf Funktionen des Immunsystem untersucht. Dabei wurde durch Blutuntersuchungen nachgewiesen, dass Massagen messbare Wirkungen auf das Immunsystem haben. Sie wirken harmonisierend und beruhigend, was vor allem bei allergischen Reaktionen erwünscht ist.

Grundsätzlich ist bei allen Massagearten auf eine gute Hautpflege zu achten, denn die Haut wird durch die manuellen Berührungen natürlich stark beansprucht. Man sollte eine pH-neutrale Seife verwenden, um den Säuremantel der Haut zu schonen und fettende, Feuchtigkeit spendende Pflegemittel, um Rissen vorzubeugen und die Haut geschmeidig zu halten.

Eine spezielle Form der Massage ist die **Reflexzonentherapie**. Hierbei werden bestimmte Druckpunkte an den Fußflächen massiert. Diese Massagen wirken über Reflexbögen auf innere Organe, denn man nimmt an, dass die Druckpunkte am Fuß mit Körperzonen und inneren Organen in Verbindung stehen. Durch Druck und Massage auf diese Punkte oder Zonen können die inneren Organe von außen beeinflusst werden.

Reflexzonenarbeit gehört zu den Formen von Massagen, die als Energie- oder Ordnungstherapien bezeichnet werden. Sie wirken nicht lokal, sondern im Rahmen des verschiedenen Zonen am Fuß zugeordneten Systems körperlicher Organe. Die gestörten Energieabläufe im Organismus werden geordnet.

Zum Teil treten in den Zonen am Fuß Schmerzen auf, lange bevor mögliche Beschwerden im zugeordneten Organ bemerkt werden. Reflexzonenmassage kann eine Umstimmung im Organismus vor allem im Anfangsstadium einer Erkrankung bewirken.

Auch bei fortgeschrittenen Krankheitsbildern hat die Fußreflexzonenmassage immer eine entspannende und wohltuende Wirkung auf den gesamten Organismus.

Die Massage setzt Heilreize und der Körper kann darauf mit Reaktionen, die sich zwischen den einzelnen Behandlungen zum Teil auch als einmal unangenehme Empfindungen darstellen können, antworten.

Lehrstätte für Reflextherapie am Fuß, Prof.-Domagk-Weg 15, 78126 Königsfeld-Burgberg, Tel. 07725-7117

Marquardt, Hanne (1999) Reflexzonenarbeit am Fuß. Haug

Lymphdrainage

Bei einer ganzen Reihe krankhafter Zustände ist diese Form der Massagetherapie unentbehrlich. Dazu gehören Strukturveränderungen des Gewebes oder Narben und Verklebungen, und gegen Lymphödeme ist sie das wichtigste deutlich wirksame Mittel.

Lymphödeme, ein Rückstau eiweißhaltiger Flüssigkeit, treten vor allem dann auf, wenn Lymphknoten operativ entfernt werden mussten, wie dies bei Brustkrebs der Fall sein kann. Auch nach Bestrahlungen kann dieser Flüssigkeitsstau durch Verhärtungen des Gewebes entstehen, sodass die Lymphgefäße eingeengt werden und sie keine Flüssigkeit mehr abtransportieren können. Die Flüssigkeit wird dann im umgebenden Gewebe eingelagert

Künstliche Lymphbahnen oder entwässernde Medikamente lösen das Problem nicht, verlagern oder verschlimmern es nur, Massagen dagegen entstauen den Venen- und Lymphbereich.

Während bei Krebserkrankungen des Lymphsystems auf alle Massagen verzichtet werden sollte, die die Lymphbewegungen anregen, sind manuelle Behandlungen von Lymphödemen, wie sie bei Chemotherapie und vor allem auch nach Operationen oder Bestrahlungen beispielsweise nach Brustkrebs auftreten, angeraten. Dazu müssen die Flüssigkeitsansammlungen genau lokalisiert werden, um eine unnötige Reizung des Gewebes zu verhindern.

Die Massage transportiert die Flüssigkeit ab, kann aber nicht verhindern, dass danach erneut Flüssigkeit eingelagert wird. Die manuelle Lymphdrainage muss also mit einer anschließenden Kompressionsbandagierung kombiniert werden, um das Gewebe durch Druck von außen gegen die sich erneut ansammelnde Flüssigkeit zu schützen. Die Druckbandage verlängert damit den durch die Massage erreichten, entwässerten Zustand des Gewebes.

Diese Massage kann mehrmals am Tag durchgeführt werden. Wie bei allen Massagen muss die Haut mit Pflegemitteln vor Überbeanspruchung geschützt werden, allerdings ist hier besonders darauf zu achten, dass diese Mittel keine durchblutungsfördernden Substanzen enthalten.

Deutsche Gesellschaft für Lymphologie, Tel. 07655-8009254
(Therapeutenliste Lymphdrainage)
Feldbergklinik Dr. Asdonk, Todtmooser Straße 48,
79837 St. Blasien, Tel. 07672-4840, www.feldbergklinik.de

Shiatsu – Wassershiatsu

Shiatsu ist eine aus Japan kommende Massagetechnik, die auf Akupunktur-techniken und der Philosophie des Zen aufbaut. Das Wort bedeutet „Finger-druck".

Wie bei der Akupunktur werden bestimmte Punkte auf den so genannten Energiebahnen gereizt, allerdings nicht durch feine Nadeln, sondern mit dem Druck der Fingerspitzen, ähnlich wie bei der Akupressur.

Eine Shiatsu-Behandlung dauert ungefähr eine Stunde. Für eine Therapie werden mehrere Behandlungen nötig, wobei sich eine Besserung der Beschwerden und des allgemeinen Befindens in der Regel ziemlich schnell einstellt.

Shiatsu erzeugt Wohlbefinden und Entspannung und ist für jeden geeignet. Mit dieser Methode lassen sich Körpererfahrung und -bewusstsein erweitern, Beschwerden lindern und sogar heilen.

Die zu Grunde liegende Idee ist die Vorstellung von der Lebensenergie als in bestimmten Bahnen fließend. Störungen verursachen Blockaden, die die Energie am Fließen hindern. Dadurch werden körperliche, seelische und geistige Funktionen beeinträchtigt, der Körper wird krank.

Seit zwanzig Jahren gibt es auch eine hydrotherapeutische Form des Shiatsu. Wesentlich bei diesem **Wasser-Shiatsu** ist das Gefühl relativer Schwerelosigkeit. Das Wasser trägt den Körper und mit Schwimmhilfen unter Genick und Kniekehlen, kann man sich unter dem wachsamen Blick des Therapeuten entspannt im Wasser treiben lassen. Das warme Wasser intensiviert die Möglichkeiten der Entspannung und führt zu einer anderen Körpererfahrung. Die Wirbelsäule, der gesamte Bewegungsapparat wird entlastet. Somit sind gute Voraussetzungen für die Wirkungen der Shiatsu-Anwendung geschaffen. Der Therapeut bewegt den Patienten im Wasser; Bänder und Muskeln werden gelockert, die Gelenke gezielt mobilisiert, die Energiebahnen massiert und aktiviert.

Gesellschaft für Shiatsu in Deutschland (GSD), Berlin, Tel. 030-2182703

Feldenkrais

Die Feldenkraismethode unterstützt den Therapieverlauf bei Krebs, indem die Körperwahrnehmung positiv gesteigert wird.

Bewegungen sind die Grundlage des Handelns, und es wird angenommen, dass es eine Verbindung zwischen Gehirn und Muskeln gibt, die sich beeinflussen lässt. Die sanften Bewegungen der Feldenkraismethode sollen krank machende Bewegungsformen durch wohltuende ersetzen. Die Körperwahrnehmung wird verändert und der Patient gewinnt Vertrauen in Beweglichkeit und Bewegungsgewohnheiten seines Körpers.

Psychische Anspannungen können zu Verspannungen der Muskeln führen, körperliches Ungleichgewicht zu psychischem Ungleichgewicht. Da sich dieser Mechanismus aber auch umkehren lässt, werden mit aktiven und passiven, also vom Trainer am oder mit dem Patienten ausgeführten Bewegungen, nicht nur Muskelverspannungen gelöst und die Beweglichkeit gesteigert, sondern außerdem psychisch-seelische Entlastungen herbeigeführt. Die Förderung der Beweglichkeit des Körpers fördert die Beweglichkeit des Gehirns und damit die Möglichkeit Verhaltensmuster zu ändern.

 Bei der Behandlung von Patienten mit einer Krebserkrankung kann die Feldenkraismethode begleitend eingesetzt werden, um die Selbstachtung der Patienten zu verbessern. Insbesondere die Wahrnehmung und die Beurteilung des körperlichen Befindens werden positiv beeinflusst. Die Patienten sind in der Lage, ihren kranken Körper besser zu akzeptieren.

Der Patient entdeckt in Gruppen- oder Einzelkursen die ihm eigenen Bewegungsgewohnheiten- und -möglichkeiten. Die Behandlung findet im Liegen statt, kann sich auf einfache Atemübungen beschränken aber auch zu komplizierten Bewegungen der Arme und Beine steigern.

Da das Nervensystem vorwiegend mit Bewegung beschäftigt ist, kann die Feldenkraismethode auch bei Ängsten und Depressionen befreiend wirken. Obwohl die Feldenkraismethode in der westlichen Welt weit verbreitet ist, werden die Kosten der Behandlung von den Krankenkassen nicht übernommen.

 Deutsche Feldenkrais-Gilde e.V. Asangstr. 144, 70329 Stuttgart, Tel. 0711-3260465

 Moshé Feldenkrais (1998) Bewusstheit durch Bewegung. Der aufrechte Gang. Suhrkamp

Trager

Bei dieser Methode werden gezielt sensorische Reize ausgelöst und das Gefühl von Weichheit und Weite vermittelt. Der Behandelte soll spüren, wie sich Gewebe anfühlt, wenn alles in Ordnung ist. Die Hände des Masseurs nehmen Botschaften der Muskeln auf und übermitteln umgekehrt Gefühle von Leichtigkeit und Freiheit. Das unbewusste Wissen und die innere Heilkraft des Patienten werden angesprochen. Dr. Milton Trager, der Begründer dieser Methode gilt als ein Poet neuer Körpertherapieformen. Aufgrund seiner Erfahrungen als Tänzer, Sportler und Akrobat entwickelte der 1908 in Chicago geborene Arzt seine Körper- und Bewegungsschulung.

 Eine **Trager-Behandlung** dauert ungefähr eine Stunde oder etwas länger. Die Behandlung setzt sich zusammen aus der „psychophysischen Integration", der eigentlichen Grundbehandlung und der „Mentastik", wobei der Klient durch bildhafte Vorstellungssätze die Behandlung mit einem persönlichen, kraftvollen Bild vor seinem geistigen Auge unterstützt.

Zunächst werden Nacken, Schultern, Arme, Beine, Rücken, Becken gewiegt, gedehnt, gerollt, geschwungen, sodass ein Rhythmus entsteht, der Gewebe und Geist entspannt und die Erinnerung an frühere mühelose Beweglichkeit wachruft. Dieser Zustand ist Voraussetzung für die nachfolgende Mentastik, ein Aktivieren von angenehmen Vorstellungen, die jederzeit, auch im Büro oder an der Bushaltestelle, wieder hervorgerufen werden können, als Erinnerung an den Zustand der Leichtigkeit. Man kann sich beispielsweise vorstellen, ein Schmetterling zu sein, leicht zu sein und mühelos von einer wippenden Blütendolde zur anderen zu wechseln. Die bildhaften Vorstellungen sind von der Frage geleitet: „Was wäre noch freier, noch weiter, noch leichter?"

Beispielsweise können sich Patienten mit Schmerzen im Bauchraum, denen jeder Druck unangenehm ist, zunehmend entspannen, während an Armen und Beinen mit der Behandlung begonnen wird. Die Atmung wird tiefer, die Bauchmuskulatur lockert und entspannt sich, sodass am Ende, wenn das Becken der Behandlung unterzogen wird, keine Berührungsempfindlichkeit mehr besteht.

 Trager-Verband Deutschland e.V., Schmiedegasse 40 H, 50735 Köln, Tel. 0221-9743039

Kinesiologie

Kinesiologie ist die Lehre von der Bewegung und gehört zu den feinenergetischen Test- und Behandlungsmethoden. Es geht bei dieser Methode um das Zusammenspiel der Muskeln, Knochen und Nerven sowie ihren Einfluss auf Körperhaltung und Bewegungsabläufe. Durch Muskeltests können Blockaden auf der seelischen, geistigen und der übergeordneten spirituellen Ebene aufgespürt werden.

Aus der traditionellen chinesischen Medizin ist die Vorstellung der Meridiane übernommen, die die verschiedenen Ebenen des grob- und feinstofflichen Körpers miteinander verbinden.

Durch Berühren von Reflexpunkten und Ausstreichen der Meridiane, durch bestimmte Bewegungen und Ernährungsempfehlungen werden Korrekturen ausgeführt.

Egal wo angesetzt wird – alles steht über die Lebensenergie in Wechselwirkung mit Vorgängen auf anderen Ebenen, sodass unterschiedliche Ansätze letztendlich zum gleichen Ziel führen. Das Ziel ist, die Selbstheilungskräfte anzuregen; die Wahrnehmung wird gesteigert und das energetische Niveau angehoben.

Kinesiologie will gewissermaßen Bewegung in festgefahrene Emotionen, Denkweisen, Glaubenssysteme und Verhaltensmuster bringen. Mit Hilfe der Kinesiologie kann der Mensch seine Balance, seine Mitte und seinen Platz im Leben finden oder wiederfinden.

Es gibt innerhalb der Kinesiologie viele verschiedene Richtungen.

 Im Mittelpunkt dieses Verfahrens steht der so genannte kinesiologische Muskeltest. Er hat den Vorteil, dass der Patient direkt am Geschehen beteiligt ist. Er kann Testergebnis und Korrektur selbst spüren und prüfen.

Mit einfachen körperlichen Übungen kann das Gehirn über Reizleitungsbahnen aktiviert werden. Zu einem erweiterten Konzept gehören Entspannungsübungen.

Muskeln können als Indikator beziehungsweise als eine Art Biofeedback-Instrument reagieren. Sie reagieren als Antwort des Körpers auf einen Reiz oder Stress. Mit Einverständnis des Patienten können über so genannte Indikatormuskeln Einflüsse von Nahrungsmitteln, Medikamenten, Schadstoffen und Toxinen auf den Organismus getestet werden.

Zudem lässt sich, wenn ein gutes Vertrauensverhältnis zwischen dem Kranken und dem Therapeuten entstanden ist, durch Muskeltests klären, ob der Patient tatsächlich gesund werden will – ob er bereit ist für eine Veränderung. Auf der bewussten wie auf der unbewussten Ebene können in dieser Hinsicht Sperren bestehen.

Seelische Krankheitsursachen können mit konventionellen Diagnoseverfahren oft nur ungenügend erfasst werden. Bei vielen Krebskranken zeigt sich, dass die Gefühle nicht im Gleichgewicht sind. Den Patienten wird durch die Reaktion des Indikatormuskels leichter bewusst, welche Schwierigkeiten des Alltags sie belasten und wie sehr diese Schwierigkeiten und Gefühlszustände sie belasten.

Im Gespräch klärt sich, dass beispielsweise Arbeitslosigkeit und Sorge um die Kinder zu Depressionen führten, dass der Geliebte nicht ganz und gar zu bekommen war, dass der Tod eines geliebten Menschen nicht verwunden wurde. Die psychologische Kinesiologie bietet die Möglichkeit, einen anderen Umgang mit Problemen dieser Art und Schicksalsschlägen einzuüben und folgt damit Montaigne, der sagte: *„Der Mensch erleidet nicht so viel durch das, was ihm zustößt, sondern durch die Art, wie er dieses Geschehen hinnimmt."*

Bei vielen Patienten steht die Angst, unheilbar erkrankt zu sein, im Vordergrund. Diese wird oft durch den Arzt, durch Angehörige oder Menschen aus der Umgebung unabsichtlich noch verstärkt.

Die Kinesiologie beachtet das Symptom und stellt Verbindungen zu möglichen Ursachen her, um den Menschen von einem ganzheitlichen Ansatz in seinem Heilungsprozess zu unterstützen.

Die Kinesiologie kann ergänzt werden durch Bachblütentherapie (⇨ 171), um nachhaltig einen Veränderungsprozess einzuleiten. Außerdem werden Medikamente verabreicht, die speziell für die geschwächten Organe und das Immunsystem ausgetestet wurden.

Leider gibt es zahlreiche Kinesiologen, die ihre Fähigkeiten überschätzen, sodass man auch bei diesem Verfahren den Therapeuten und ihren Aussagen nicht unkritisch Glauben schenken sollte.

 Internationale Kinesiologie-Akademie, Frankfurt/M, Tel. 06109-723941, www.kinesiologie-akademie.de

 Lesch, Matthias; Förder, Gabriele (2000) Kinesiologie – aus dem Stress in die Balance. Gräfe und Unzer

Seelische Unterstützung

Visualisierung

Glauben, Gefühle, Verhalten und Lebensstil sind Faktoren, die die Gesundheit beeinflussen. Bildhafte Vorstellungsübungen in Form des Visualisierens helfen Ängste abzubauen, die beispielsweise durch das Gefühl entstehen, gegen eine Verschlechterung des körperlichen Zustandes nichts mehr ausrichten zu können. Visualisierung hilft bei der Lösung dieses Problems, indem der Kranke sich bewusst Möglichkeiten für seine Gesundung vorstellt.

Visualisieren kann in Verbindung mit Entspannungsübungen den Krebskranken bei dem Abbau von Stress und Spannungen unterstützen. Er kann sich Gefühlen der Hoffnungs- und Hilflosigkeit besser stellen, da er sich der Erkrankung nicht mehr nur machtlos ausgeliefert fühlt.

Ein Kerngedanke des Visualisierens nach Carl Simonton ist, dass die Krebszellen schwach sind. Die bildhafte Vorstellung, wie sich ein Heer körpereigener Verteidigungskräfte daran macht, wuchernde Krebszellen zu vernichten, kann sich stärkend auf das Immunsystem auswirken.

 Das Vertrauen in die Genesung wächst und unterstützt jedwede medizinische Therapie, zu welcher der Patient im Rahmen der Visualisierung eine positive Einstellung entwickelt.

Geistige Vorgänge wirken sich auf das hormonelle Gleichgewicht und das Immunsystem aus, sodass durch die Änderung bestimmter Denkmuster auch das Immunsystem beeinflusst werden kann. Außerdem stärken die Übungen den Lebenswillen und bewirken Verhaltensänderungen. Die Patienten erkennen, dass jeder selbst eine wichtige Rolle bei der Wiederherstellung der eigenen Gesundheit spielt und durch eine positive Lebenseinstellung das Wohlbefinden fördern kann. **Keinesfalls** sollte man sich unter Druck setzen oder Schuldgefühle aufbauen – die Methode des Visualisierens möchte genau das Gegenteil erreichen. Bei Schwierigkeiten sollte man nicht zögern, einen geeigneten Therapeuten zu Rate zu ziehen.

 Simonton Cancer Center, Starenweg 26, 70736 Fellbach, Tel. 0711-515989, www.simontoncenter.com

 Simonton, O. Carl u.a. (1992) Wieder gesund werden. Eine Anleitung zur Aktivierung der Selbstheilungskräfte. Rowohlt

Bochumer Gesundheitstraining

Das Bochumer Gesundheitstraining ist eine Weiterentwicklung und eine umfassendere Form der Visualisierungsmethode nach Simonton und wurde 1982 in der Arbeitsgruppe „Vegetative Funktionen" an der Ruhr-Universität Bochum entwickelt. Auch hier geht man von den körperlich-seelisch-immunologischen Zusammenhängen aus und nutzt sie, um die medizinische Therapie zu unterstützen.

Diese Zusammenhänge bestehen nicht irgendwie vage, sondern unterliegen Gesetzmäßigkeiten. Jeder weiß, dass einem bei der Vorstellung von leckerem Essen „das Wasser im Munde zusammenläuft". So kann man sich auch vorstellen, ein Körperteil sei besser durchblutet und wärmer, und dann wird das über kurz oder lang auch der Fall sein. Das Trainingsprogramm hat das Ziel, die Selbstheilungskräfte zu stärken.

Im Bochumer Gesundheitstraining verbinden sich zahlreiche praktische Entspannungs- und Körperwahrnehmungsübungen mit intensiven Gesprächen und Ratschlägen hinsichtlich

- Entspannungstechniken und Visualisierung,
- Auseinandersetzung mit psychologischen Themen,
- Überdenken und Infragestellen des bisherigen „Lebensprogrammes",
- Fragen nach Lebenssinn, Lebensfreude und Lebensenergie,
- Fragen der gesunden Ernährung, körperlichen Bewegung, des gesunden Schlafs und sinnvoller Freizeitgestaltung.

Das Bochumer Gesundheitstraining möchte dem Patienten psychologische Hilfen und Übungen anbieten, damit er zusätzlich zu seiner medizinischen Versorgung auch durch eigenes Mitarbeiten und Üben die Prozesse seiner Heilung ganzheitlich unterstützt. Gearbeitet wird im Allgemeinen in Gruppen mit zehn bis zwölf Teilnehmern. Man trifft sich einmal wöchentlich für zwei bis drei Stunden über einen Zeitraum von zehn Wochen. Für Patienten mit psychotischen Vorerfahrungen ist dieses Kursprogramm nicht geeignet.

In der Zwischenzeit gibt eine große Anzahl von Veranstaltern, die das Bochumer Gesundheitstraining durchführen.

 Beitel, Erhard (1996) Bochumer Gesundheitstraining. Ein ganzheitliches Übungsprogramm. Verlag modernes Lernen

 http://krebshilfe.de
http://www.biokrebs.de

NLP

Neurolinguistisches Programmieren (NLP) ist nicht nur eine moderne Form der Psychotherapie, sondern ein gut einsetzbares Verfahren in allen Bereichen, in denen Kommunikation eine Rolle spielt und in denen Veränderungen eingeleitet werden sollen.

NLP umfasst eine Vielzahl wirkungsvoller Techniken, das eigene Verhalten und Erleben in einer gewünschten Richtung zu verändern. Dabei spielt die Sprache eine wichtige Rolle, denn in ihr werden Überzeugungen gefasst. Da Geist und Körper als Gesamtheit sich gegenseitig beeinflussen, geht man davon aus, dass bestimmte Aussagen die Befindlichkeiten der Nerven beeinflussen. Der psychisch-geistige Zustand kann durch in Sprache gefasste Sätze programmiert und in einer gewünschten Richtung beeinflusst werden.

Über den Einfluss, den das Psychisch-Geistige auf den Körper hat, lässt sich also mittels Sprache schließlich auch eine Veränderung im Körperlichen erreichen. Sprache und Denken bilden eine Einheit.

 Durch neurolinguistisches Programmieren wird versucht, die Vorstellungen darüber, wie die Dinge sind, so zu ordnen, dass der Patient neue Handlungsmöglichkeiten erkennt. Ziel ist es, durch das Einüben neuer Erlebens- und Verhaltensmuster die Lebensfreude zu heben.

Wichtig ist die Tatsache, dass es zwar durchaus eine unabhängig vom Menschen existierende Wirklichkeit gibt, dass sie für die Menschen als Gesamtheit und für jeden Einzelnen aber nie als Wirklichkeit an sich aufgefasst werden kann, sondern nur als Umgebung des Menschen und nur auf den Menschen bezogen. Wirklichkeit ist immer interpretierte Wirklichkeit und sie ist durch menschliche Interaktion konstruierte Wirklichkeit. Man übernimmt die Wirklichkeitsinterpretation ebenso wie die Handlungsmuster früherer Generationen; außerdem verfügt jeder über eine eigene „innere Landkarte" – die eigene Vorstellung darüber, wie die Welt beschaffen ist.

Voraussetzung für das NLP ist eine vertrauensvolle Beziehung zwischen Lernendem und Therapeuten. Große Sorgfalt ist darum auf die Auswahl des Therapeuten, zu legen.

 GANLP e.V: (Dachverband der NLP Trainer und Therapeuten) Herzogstr. 83, 80796 München

 Heinze, Roderich (1998) NLP – mehr Wohlbefinden und Gesundheit, Gräfe und Unzer

Farbatmung

Die Psychoneuroimmunologie misst, wie bereits in den vorherigen Kapiteln ausgeführt, dem Zusammenhang zwischen Körper und Vorstellungvermögen große Bedeutung bei. Unsere Vorstellungen und inneren Bilder beeinflussen kraftvoll die Vorgänge in unserem Körper.

Die Farbatmung ist ein Teilgebiet der vielseitig einsetzbaren Imaginationstechniken, zu denen auch das NLP oder die Visualisierung gehören.

Die Fähigkeit, jedem Gefühl eine Farbe zuzuordnen, wird in der Methode der Farbatmung genutzt, um vor allem problematische Gefühle zu beeinflussen und durch den bewussten Atemprozess Informationen bis an die einzelnen Zellen des Körpers weiterzuleiten. Auf diese Weise können negativ wirkende Emotionen gemildert oder auch aufgelöst werden.

Der Patient wird zunächst aufgefordert, sich an eine Situation zu erinnern, in der er sich ruhig, sicher und geborgen gefühlt hat. Er sollte sich noch gut an diese Situation erinnern können, um sich auszumalen, wie es um ihn herum aussah, ob es etwas zu hören gab, was zu riechen war oder zu tasten. Durch Gedanken und Vorstellung soll die Befindlichkeit des Körpers dem Befinden in der vorgestellten Situation angeglichen werden.

Entscheidend ist bei der Methode der Farbatmung, dass dieser Situation der Ruhe eine Farbe zugeordnet wird. Diese kann der Patient aus dem gesamten Farbspektrum wählen. Er ist in seiner Wahl ganz frei und muss sich nicht danach richten, welche Farbe nach objektiven Gesichtspunkten als am besten passend erscheint. Ist die richtige Farbe gefunden, lässt man sich ganz von ihr ausfüllen. Entspannt wird die Farbe geatmet; man nimmt sie auf wie ein Schwamm und lässt die Information der Farbe in jede Zelle des Körpers fließen.

Jedem Gefühl, das einer bestimmten Situation entspringt, kann eine bestimmte Farbe zugeordnet werden; so gibt es eine Farbe für Zorn, eine für Trauer, eine für Enttäuschung, eine für Gelassenheit, eine für Lebensfreude und viele andere aus dem gesamten Farbspektrum. Diese Farben sind nicht festgelegt, sondern sollen individuell herausgefunden werden. Die Farbatmung ist natürlich umso wirksamer, je öfter sie praktiziert wird. Sie kann gefahrlos selbst praktiziert werden, bei schwerwiegenden psychischen Problemen, sollte unbedingt ein geeigneter Therapeut hinzugezogen werden.

Sanders, Eva Maria (2000) Freude – so schön ist das Leben. Heyne

Familienaufstellung

Die psychotherapeutische Methode der Familienaufstellung wurde von Bert Hellinger entwickelt. Das Familienstellen ist eine gruppentherapeutische Form der Kurzzeittherapie. Als besondere Form der systemischen Familientherapie zählt sie zu den modernen Richtungen der humanistischen Psychologie. Das Familienstellen ist heute sehr weit verbreitet und wird kontrovers diskutiert, weil es einerseits das Weltbild mancher Psychologen erschüttert, andererseits zu viele selbsternannte und nicht adäquat ausgebildete Therapeuten dieses sehr tief wirkende Verfahren in Verruf bringt.

Ausgangspunkt ist die Bedeutung der Herkunftsfamilie für Befindlichkeiten und Krankheiten des Einzelnen. Familiäre Beziehungen, die krank machen können und unbewusst schicksalhaften Mustern folgen, sollen aufgespürt werden. Im Laufe der Therapie werden Verstrickungen in die Dynamik der eigenen Familie klar, und überraschende Einsichten können eine heilsame Wendung zum Guten bewirken.

 Grundannahme beim Familienstellen ist, dass eine starke Bindung an die Herkunftsfamilie und der Wunsch, Erlittenes zu ändern, indem man es stellvertretend für den anderen erleidet, Krankheiten verursachen oder zumindest mitverursachen können.

Jeder Mensch ist Teil eines Familiensystems und damit eines Beziehungszusammenhangs, innerhalb dessen er Teil hat an den Problemen anderer Familienmitglieder – gleichgültig, ob ihm das bewusst ist oder nicht. Beziehungen zu anderen Menschen können leidvoll oder von Glück erfüllt sein. Oft sind wir in Zusammenhänge eingebunden, die wir nicht durchschauen. Nach Hellinger hat den stärksten Einfluss auf unsere Beziehungen die Familie, erst die Herkunftsfamilie und später die Familie, die wir mit einem Partner gründen.

Als Therapievorbereitung kann man versuchen, Informationen über die eigene Familie zu erfragen, über Eltern, Vorfahren, Geschwister und andere Angehörige. Diese Informationen werden leicht zu bekommen sein. Schwieriger wird es, wenn man nach Krankheiten, nach toten, vermissten, früh gestorbenen Angehörigen fragt oder gar nach Totgeburten, Fehlgeburten oder Abtreibungen, nach Familiengeheimnissen und Verbrechen. Oft können sich noch Generationen später Krieg, Flucht und Vertreibung auswirken genauso wie die nie erwähnte Existenz von Kindern aus anderen Beziehungen von Familienmitgliedern.

Der Einfluss der Herkunftsfamilie ist daher nicht auf die lebenden Familienmitglieder beschränkt. Die Idee der Familienaufstellung geht davon aus, dass jeder Lebende versucht, in Harmonie mit sich und den Seinen das Leben an sich weiter zu führen.

Sogar das Leid Verstorbener kann Ursache für eine Krankheit gegenwärtiger Menschen werden, wenn sie, möglicherweise, ohne es zu wissen, das Schlechte im Leben des anderen durch erneutes Durchleben zu ändern versuchen. Wer das Schicksal eines Vorfahren annimmt und stellvertretend bessern will, kann daran erkranken. Demnach wären nicht nur Gene, sondern auch psychische Beziehungen für ein vermehrtes Auftreten von Krebs in einigen Familien verantwortlich, und das Familienstellen könnte diesen Mechanismus durchbrechen. Hellinger hat in seiner Arbeit mit Krebskranken beispielsweise bemerkt, dass sie oft alles mit sich geschehen lassen, nur um geliebt zu werden. Es fällt ihnen sehr schwer, Grenzen zu ziehen.

Das Übertragen der Identität von Familienmitgliedern auf die Mitglieder der Therapiegruppe und Sätze, die zwischen Aufstellendem und Aufgestellten zum Teil formelhaft ausgetauscht werden, dienen der Klärung der innerfamiliären Beziehungen.

Da es sich hierbei um ein Verfahren handelt, bei dem auf einer sehr tiefen Ebene Emotionen angesprochen und angeregt werden, muss der Therapeut sehr sensibel und in der Methode wirklich erfahren sein, damit Patienten nicht in eine mögliche Krise stürzen. Darum sollte man sich gut kundig machen, bei wem man einen Kurs durchführt. Außerdem sollte auch eine therapeutische Nachbetreuung gewährleistet sein.

Arbeitsgemeinschaft systemische Lösungen nach Bert Hellinger, Heidelberger Str. 1, 69168 Wiesloch, Tel. 06222-552761

Schäfer, Thomas (1997) Was die Seele krank macht, und was sie heilt – die Einsichten und die Arbeit des Psychotherapeuten Bert Hellinger. Knaur

http://www.carl-auer.de

Lachen stärkt das Immunsystem

„Lachen hält gesund" lautet eine Volksweisheit, und eine Forschungsrichtung, die Gelotologie, geht den Zusammenhängen zwischen Humor und Gesundheit mit wissenschaftlichen Methoden nach.

Ein interessantes Ergebnis der Gelotologie ist beispielsweise, dass Menschen umso mehr Humor entwickeln, je älter sie werden. Eine andere Erkenntnis ist, dass herzhaftes Lachen so wohltuend für den Organismus ist wie eine halbe Stunde Schlaf. Lachen regt Atmung und Durchblutung an, und es entspannt. Depressive Stimmungen hellen sich nicht nur kurz auf, sondern werden nachhaltig abgebaut, und Schlafstörungen werden behoben.

Angeregt und gefördert werden durch herzhaftes Lachen

- Atmung und Stoffwechsel,
- verschiedenste Muskeln,
- Durchblutung,
- Immunabwehr.

Schließlich werden Endorphine ausgeschüttet, eine besondere Hormonart, die sonst nicht häufig im Blut nachweisbar ist.

Menschen mit Humor bewältigen Stresssituationen besser und auch der Umgang mit anderen Menschen fällt ihnen leichter.

In der 80er Jahren wurde die humorzentrierte Therapie etabliert, wobei verschiedene Humortechniken entwickelt wurden, die in speziellen Institutionen in England, den Niederlanden und der Schweiz vermittelt werden.

In Deutschland wird Humortherapie bisher weitgehend in Kinderkrankenhäusern angewendet. Auch in Altenheimen oder Sanatorien wie in Bonn-Oberkassel kommt sie zum Einsatz. Es gibt eine Reihe von Vereinen die Klinik-Clowns ausbilden, doch gibt es in Deutschland insgesamt nur wenige Therapeuten, die qualifiziert mit therapeutischem Humor arbeiten.

 Auch als Krebskranker kann man den Zugang zum Clown als Heiler in sich selbst suchen, um trotz widriger und vielleicht deprimierender Umstände einen anderen Blickwinkel zu finden.

Clown sein, heißt, versuchen das Leben von der spielerischen Seite aus zu sehen. Der Clown ist offen für Neues und darf alles ausprobieren; sollte er scheitern, kann er dennoch lustig sein und nicht tragisch. Er gibt Beispiele für das Annehmen und Akzeptieren von Misserfolg und Schicksalsschlägen.

Während für den Alltag gilt, dass man auf Komisches achten und keine Möglichkeit zu lachen verpassen sollte, kann in der therapeutischen Anwendung das reine Reflexlachen gezielt zur Stärkung der Immunabwehr eingesetzt werden. In anderen Therapieformen soll mit dem Lachen eine Änderung der Einstellung zu Problemen erreicht werden.

Nicht alle Menschen finden die gleichen Dinge lustig, zum Teil ist dies kulturabhängig, zum Teil individuell. Grundsätzlich sollte man beherzigen, dass echter Humor auf einer konstruktiven, wohlwollenden Einstellung beruht. Schadenfreude ist also nicht die schönste Freude, und grundsätzlich wird niemand gerne ausgelacht.

In unserer Kultur sind Lachen und Spiel eher gering geschätzt und damit unterbewertet. Man macht sich damit leicht lächerlich, und moralisch gesehen ist Lachen nicht immer ganz einwandfrei. Darum unterdrückt man im Alltag oft das Bedürfnis zu lachen.

Wem es schlecht geht, dem ist das Lachen vergangen; er wird erst wieder lachen können, wenn sich die Situation grundlegend geändert hat. Die Lachtherapie setzt hier an und fordert, nicht auf bessere Zeiten zu warten, sondern den Spieß umzudrehen:

> Nicht warten, bis man sich nach einem Schicksalsschlag wieder gut fühlt und dann spielen und lachen – sondern spielen und lachen, damit man sich gut fühlt und mit dem Schicksal besser fertig wird. Am Höhepunkt der Krise ist Humor kaum möglich, aber die Zeit danach kann man verkürzen, indem man bewusst einen Zugang zum Humor sucht.

Lachen ist erlaubt. Auch der Kranke darf lachen, ohne deshalb schon im Verdacht zu stehen, er sei sich über den Ernst seiner Lage nicht im Klaren. Jeder ist frei zu lachen, sollte auf Sonderbares und Lustiges achten und kann, je nach Belieben, Kuriositäten und Anekdoten beispielsweise in einem Tagebuch sammeln. Es kann auch sinnvoll sein, sich einem Lachclub anzuschließen.

Humor lebt von Überraschung und Kontrasten. Humor hat auch einen kreativen Aspekt. Humor und Kreativität nehmen gegenüber der Wirklichkeit eine spielerische Haltung ein, was den Umgang mit ihr erleichtert und Perspektiven öffnet. Eine sehr einfache Übung, um mit einer gegenwärtigen Krise fertig zu werden, ist die Frage: „Wie könnte das jetzt noch schlimmer sein?" und möglichst groteske Szenarien zu entwerfen, bis ein befreiendes Lachen ausbricht.

Gesellschaft zur Förderung von Humor in Therapie, Pflege und Beratung, Humorcare, Pf. 4960, CH-8022 Zürich, www.humor.ch
Galli Theater Freiburg, Tel. 0761-4418817, www.galli.de

Malen, therapeutisches Plastizieren

Über die Förderung schöpferischer Fähigkeiten, die Schärfung der Wahrnehmungs- und Erlebnisfähigkeit trägt die Kunsttherapie zur Heilung und Persönlichkeitsentwicklung bei. Kunst und Kreativität ermöglichen Einsichten in die wichtigen Konflikte des Lebens. Zum Kreis der kreativen Therapien gehören die Musik-, Mal- und Gestalttherapie und auch die Biblio- oder Poesietherapie.

„Kunst" kommt mitnichten von „können". Jeder Mensch kann schöpferisch tätig sein und sollte es auch, denn Kreativität ist die Fähigkeit, Geistigseelisches sinnlich wahrnehmbar zu machen.

In der anthroposophischen Medizin gehört die Kunsttherapie seit langem zum unterstützenden Therapiekonzept gegen Krebs. Auch die Schulmedizin setzt künstlerische Übungen ein und in einigen Krebsnachbehandlungskliniken wird inzwischen Maltherapie angeboten.

In der **Maltherapie** wird die Gestaltung mit Farben als Ausfluss der Seele interpretiert. Der Umgang mit Farben wird dem Umgang mit Gefühlen gleichgesetzt, und der Gefühlsbereich muss in das Heilungsgeschehen einbezogen werden. Dies gilt gerade auch bei Krebs.

Maltherapie bei Krebs ist auf Ausdruck ausgerichtet, was Interpretation des Gemalten umfassen kann. Sie ist nicht, wie die psychotherapeutisch ausgerichteten Maltherapie, auf Diagnose abgestellt.

Malen kommt einer Konzentrationsübung gleich, kann Aufmerksamkeit beim Auftragen der Farbe auf das Papier fordern und fördern, kann aber auch, insbesondere bei großformatigen Flächen, den Drang nach Freiheit und Bewegung befriedigen.

Maltherapie hat nichts mit dem Kunstunterricht in der Schule zu tun, der möglicherweise neben anderen Mechanismen eher dazu beigetragen hat, dass man nach dem Schulabschluss nie wieder kreativ tätig werden wollte. Maltherapie hat nichts damit zu tun, ob man eine gute Note im Zeichnen hatte. Das fertige Bild ist nicht für andere gemalt worden, es kann und soll keiner Kunstkritik unterzogen werden.

 In der Kunsttherapie geht es nicht um das Schaffen von Werken, sondern um Wahrnehmung und Ausdruck von inneren Gefühlen und um die Erfahrung kreativer Fähigkeiten.

Menschen, die nicht ganz von dieser Welt zu sein scheinen, ihre Körperlichkeit nicht richtig annehmen wollen, sondern gleichsam schwebend durchs Leben gehen, emotional sehr empfindlich sind und gegen eine Krankheit nicht aktiv ankämpfen, sondern eher klein beigeben, kann zu mehr Lebensmut und Erdverbundenheit verholfen werden, indem sie sich tatkräftig mit Erde befassen. Dies kann beispielsweise Gartenarbeit sein, im Rahmen von Kunsttherapie ist es der Umgang mit Ton.

Therapeutisches Plastizieren bringt den Patienten in Berührung mit irdischen Materialien und lässt dreidimensionale Bilder entstehen, die aus jeder Richtung betrachtet werden können. Auch Gebrauchsgegenstände wie Schalen und Vasen können hergestellt werden. Für viele ist diese Art kreativen Tuns tief beeindruckend, wenn sie ein eigenes Werk gegenständlich in der Hand halten.

Eine besondere Form plastizierenden Gestaltens ist die Arbeit am Tonfeld, bei der es überhaupt nicht mehr auf künstlerische und kontrollierte Gestaltung ankommt. Der Patient wird vielmehr dazu aufgefordert mit geschlossenen Augen zu formen. Es bleibt dem Tastsinn und den Bewegungen der Hände überlassen, welche Gestalt der Ton annimmt.

Dem Patienten erschließt sich bei diesem blinden Prozess der Formgebung eine archetypische Formenwelt des Tastsinns. Wenn man Tumorbildungen als eine aus der Ordnung geratene Formbildung auffassen will, kann der gestaltende Umgang mit weichem, formbarem Material in der beschriebenen Weise möglicherweise heilenden Einfluss auf den Krebsbildungsprozess haben.

Kunsttherapie wird als Einzeltherapie oder in Gruppenstunden angeboten. Kunsttherapeuten, aber auch Gestalt- und Ergotherapeuten arbeiten mit Patienten in der Bildersprache. Sie leiten an und helfen beim Verstehen des Dargestellten, sie können Krisen abfangen und beim Aushalten des deutlich Gewordenen unterstützen.

 Herrlen-Pelzer, Sybille; Rechenberg, Petra (1998) Malen mit Krebspatienten – Ein Beitrag zur Krankheitsbewältigung. Urban & Fischer

Musik, Tanz und Ton

Wie man Probleme weglachen kann, kann man sie auch wegsingen. Es muss kein Kunstlied sein, kein bekannter Song, es kann eine einfache, erfundene Melodie sein, mit oder ohne Text.

 Musik kann auf körperlicher, geistiger und seelischer Ebene eingesetzt werden.
Mit Musik lassen sich Muskeln entspannen, Sorgen und Ängste gezielt abbauen.

Musiktherapie wirkt harmonisierend auf Herz, Atmung und Muskeln. Sie wird bereits in vielen Kliniken eingesetzt, und ist vor allem in der Behandlung von chronischen Schmerzen eine anerkannte Therapieform.

Musiktherapie spielt zwar keine bedeutende Rolle unter all den möglichen Therapieformen und ist auch bei Krebs nur als Zusatztherapie sinnvoll, aber sie stellt in vielen klinischen Einrichtungen eine eigene Abteilung dar und ist Lehrfach an verschiedenen Hochschulen.

In der Musiktherapie werden sowohl aktives Musizieren als auch das Hören von Musik eingesetzt. Oft schließen sich an das Hören Gespräche an, gefolgt vom eigenen Musizieren. Dabei spielen künstlerische Aspekte keine Rolle, sondern ausschließlich die Möglichkeiten, das Innenleben musikalisch auszudrücken. Mit der Stimme durch Gesang oder mit Hilfe von Instrumenten werden einzeln oder in Gruppen Gefühle und Stimmungen zum Ausdruck gebracht. In der Regel werden einfache Instrumente wie Xylophon, Glockenspiel, Tamburin, Triangel eingesetzt, ergänzt durch Trommeln, Gongs, Klangschalen und dergleichen.

Jeder Mensch verfügt über eine Grundmusikalität, die mit musikalischen Fertigkeiten nichts zu tun hat. Wenn Musik als Handlungsmittel eingesetzt wird, können keine Instrumente verwendet werden, die nur durch langjährige Übung beherrschbar sind. Es kommt vielmehr auf die Gemeinsamkeit und das kommunikative Zusammenspiel an. Einer antwortet auf den anderen – ohne Worte, in einer musikalischen Sprachform.

Auch in der **Tanztherapie** ist nichts anderes bezweckt als körperlicher Ausdruck; auch hier muss man nicht tanzen wie Isadora Duncan. Man lernt weder Ballett noch Tango oder Rock 'n' Roll, sondern nutzt die durch Musik in Gang gesetzte Bewegung als Medium. Die Bewegungen in der Tanztherapie dürfen durchaus sehr minimal sein; man muss nicht belastbar sein. Tanztherapie ist auch etwas für Menschen, die sich nur wenig bewegen können.

Einfache, vorgegebene Bewegungen schaffen einen Rahmen, bevor die Patienten Bewegungen finden, die aus ihnen selbst heraus kommen.

Konfrontiert mit der Diagnose Krebs, entwickelt man Gefühle, Gedanken und Verhaltensweisen, die ganz neu und oft unaussprechlich erscheinen. Symbolische Bewegungen erlauben Dinge auszudrücken, für die einem die Worte fehlen.

Eine wesentliche Aufgabe der Tanztherapie ist es, den Patienten darin zu unterstützen, körperliche und seelische Bedürfnisse wahrzunehmen, zu unterscheiden und zu prüfen.

Rhythmus und Melodie lösen Gefühle und Stimmungen aus, die im Tanz sichtbar gemacht und anschließend in der Gruppe besprochen werden.

Übungen, wie die tänzerische Darstellung der aufgehenden Sonne oder eines fliegenden Vogels, sorgen dafür, dass der Patient ein positives Körpergefühl entwickelt, Kraft und Selbstvertrauen gewinnt. In die Tanztherapie werden Entspannungsübungen, Phantasiereisen und Gespräche integriert.

Eine besondere Form musikalischer Therapie ist die Tonpunktur, eine Art Akupunktur mit der Stimmgabel. Dabei wird die schwingende Stimmgabel an eine bestimmte Körperstelle gehalten. Es können verschiedene Gabeln mit unterschiedlichen Frequenzen eingesetzt werden.

Ein völlig anderer Ansatz ist der Versuch, mit Beschallung durch Töne direkt Einfluss auf die Tumorzellen zu nehmen. Bisher wurden Untersuchungen im Labor durchgeführt, bei denen Tumorzellen mit verschiedenen Tonfolgen beschallt wurden. Dabei stellte sich heraus, dass das Tumorwachstum je nach Art und Dauer der Beschallung gehemmt werden kann.

DITAT (Deutsches Institut für tiefenpsychologische Tanztherapie und Ausdruckstherapie e.V.), Rilkestr. 103, 53225 Bonn, Tel. 0228-467900

http://www.dzm.fh-heidelberg.de
http://www.klangliege.de

Poesie- und Bibliotherapie

Poesie- und Bibliotherapie nutzt die Kraft des Wortes. Lesen oder Verfassen von Texten kann eine therapeutische Funktion haben. Lesen, Vorlesen, Sprechen über das Gelesene und Schreiben gehören wie Mal- und Musiktherapie zu den Kreativtherapien. Diese können nicht die Krankheit beheben, aber sie erleichtern es, die Kankheit zu ertragen.

Es gibt verschiedene Schulrichtungen innerhalb der Biblio- und Poesietherapie, doch kann man auch allein ohne ausgebildeten Therapeuten oder in einer Laienschreibgruppe, wie sie an den Volkshochschulen existieren, Texte zum eigenen Nutzen verfassen oder sich mit Texten bekannter Autoren auseinander setzen.

Texten, insbesondere dem antiken Drama, wurden bis zum Beginn der Neuzeit eine reinigende Funktion zugeschrieben. Das Werk vieler Schriftsteller seit dem 19. Jahrhundert ist nicht nur Kunst, sondern lässt sich als Verarbeitung von schwierigen Lebenslagen verstehen.

Bibliotherapie hat nichts mit Deutschunterricht zu tun. Wird das Lesen in Gruppen oder allein durch einen Therapeuten betreut, so ist es dessen Aufgabe, bei der Strukturierung und Auseinandersetzung zu helfen und Anregungen zu geben. Durch Lese- und Schreibtherapie wird dem Einzelnen das Allgemeine bewusster, Grenzen werden aufgehoben.

Lesen kann gut tun, weil es informiert, weil es unterhält, weil es ablenkt. Das ist alles wichtig, aber nicht eigentliche Therapie. Bibliotherapie will Emotionen lösen, Prozesse in Gang setzen, Selbstfindung und Beziehungsaufnahme fördern, neue Verbindungen zur Realität herstellen. In vielen Kliniken gibt es Bibliotheken, von denen auch mobile Bücherwagen auf die Stationen gefahren werden.

Wie das Lesen kann das Schreiben von einem speziell dazu ausgebildeten Therapeuten begleitet werden; nur dann kann man das Schreiben als Therapie bezeichnen. Jedoch sollte man sich nicht am Schreiben hindern lassen, wenn man keinen Therapeuten hat.

 Formen der Schreibtherapie können kurze Prosatexte oder Gedichte sein; klassische Textsorten sind Tagebuch und Autobiographie. Ein beeindruckendes Tagebuch ist das von Ebo Rau, der als Arzt an Bauchspeicheldrüsenkrebs erkrankte und aus seinem Praxisalltag gerissen wurde. Das Tagebuch ist im Selbstverlag (⇨ 189) veröffentlicht.

Häufig angewandte Methoden sind die freie Assoziation, automatisches Schreiben als Denken ohne Lenkung oder Imagination. Schreiben aus therapeutischen Gründen kann ohne Rücksicht auf ästhetische und literarische Maßstäbe erfolgen. In der Schreibtherapie wird zu Papier gebracht, was im Inneren Unruhe stiftet. Ein bekanntes Beispiel ist „Mars", erschienen unter dem Pseudonym „Fritz Zorn". Aber nicht nur autobiographisch wie in diesem Beispiel kann man sich den Zorn von der Seele schreiben.

Texte in kurzen Zeilen reaktivieren in dichter Weise Vergangenes und Archetypisches. Schreiben als Kampf gegen das Verstummen darf regellos und die Sprache bildhaft sein. Statt der Bedeutung eines Wortes darf der Klang im Vordergrund stehen und zu weiteren Assoziationen anregen. Hier muss keine nüchterne Zwecksprache verwendet werden. Man kann und darf sprachlich formulieren, was nicht in den Alltag passt.

Im kreativen Umgang mit Sprache können Tabus und eingefahrene Muster durchbrochen und ein Prozess der Selbstbegegnung kann in Gang gesetzt werden.

Anregung, Textproduktion, Textdeutung sind die Schritte der Schreibtherapie; durch sie kann seelische Balance wiederhergestellt werden, wenn die innere Ordnung unterzugehen droht.

Die Begegnung mit dem Text ermöglicht die Konfrontation mit existentiellen Fragen. Wenn es um Krebs geht, geht es auch um Verletzungen, Narben und Wunden, um „Knotenpunkte" im Leben. Bildliche Ausdrücke und Gleichnisse filtern Emotionen und machen Texte zum Projektionsmedium.

In Krankenhäusern und Pflegeheimen gibt es ausgebildete Therapeuten. Ihr Einsatz sichert krisenhafte Situationen ab, wie sie in der erlebnis- und konfliktzentrierten Textarbeit entstehen können.

 von Werder, Lutz (1995) Schreib- und Poesietherapie. Beltz

Homöopathie

In der klassischen Homöopathie versucht man, eine Krankheit dadurch heilend zu beeinflussen, dass man ein der Krankheit oder Krankheitsursache ähnliches Mittel verabreicht. Leitsatz ist: Ähnliches soll durch Ähnliches geheilt werden. Dabei ist ein Mittel umso wirksamer, je weiter es bearbeitet und verdünnt wurde. Die Substanzen, aus denen die homöopathischen Mittel hergestellt werden, stammen von Pflanzen, Mineralien oder Tieren. Es gibt auch Substanzen, die aus Krankheitserregern gewonnen werden, die Nosoden.

Die Homöopathie versucht den Menschen in seiner Ganzheit zu erfassen. Es sind nicht nur die homöopathischen Mittel, die heilen, sondern es ist auch die dahinter stehende Idee oder Philosophie. Der eine Kerngedanke ist die Polarität als Triebfeder des Lebens, der andere die heilende Information, die mit dem homöopatischen Mittel überbracht wird.

Zur Mittelfindung sind intensive Gespräche und eine sehr genaue Aufnahme der Krankheitsgeschichte notwendig. Das Ziel ist nicht in erster Linie die Benennung der Krankheit, obwohl es sicher auch schon ein hilfreicher Schritt ist, wenn ein Krankheitsbild erkannt und genannt wird. Auf Grundlage der Gespräche sucht der Therapeut nach einem geeigneten Arzneimittel. Am besten geeignet ist das Mittel, das der Symptomatik des Patienten am ähnlichsten ist. Da die individuelle Persönlichkeit im Mittelpunkt steht und nicht die Krankheit, bekommen Menschen mit gleicher Krankheit durchaus unterschiedliche Mittel, wenn sie im homöopathischen Sinn unterschiedliche Persönlichkeitsstrukturen haben.

 Es gibt kein homöopathisches Mittel gegen Krebs, sondern Mittel für Menschen mit Krebs. Bei Krebskranken kann die Homöopathie als ergänzende Behandlung sinnvoll sein.

Sie kann auch zur Linderung von Beschwerden eingesetzt werden, die durch Strahlen- oder Chemotherapie hervorgerufen werden.

Die Wirkung des Mittels zeigt sich, wenn die Person sich durch die Behandlung energiereicher und gestärkt fühlt. Nebenwirkungen treten bei homöopathischen Mitteln nicht auf, jedoch kann es zu Beginn der Behandlung zu einer kurzzeitigen Verschlimmerung der Krankheitsanzeichen kommen.

 Ambulanz für Naturheilverfahren der Universitätsfrauenklinik Heidelberg, Tel. 06221-568321, www.animed.de
Deutscher Zentralverein homöopathischer Ärzte e.V., Am Hofgarten 5, 53113 Bonn, Tel. 0228-2425330

Bachblüten

Hilfe zur Selbsthilfe ist der Kerngedanke der Bachblütentherapie. Dabei sollen Mittel verwendet werde, die Positives stimulieren, nicht solche, die ausschließlich das Negative blockieren.

Der englische Bakteriologe und Immunologe Edward Bach (1886–1936) hatte erkannt, dass fast alle Patienten in einer jeweils typisch-individuellen Gemütshaltung auf Krankheiten reagierten. Für jede dieser Gemütshaltungen fand Bach eine Pflanze, deren Blüten harmonisierend auf den Patienten wirken. Entscheidend ist, dass diese Therapie den Patienten zu einer Auseinandersetzung mit sich selbst und den psychischen Hintergründen seiner Erkrankung anregt.

Neben psychischen Krisen ist das zweite Hauptanwendungsgebiet der Bachblüten die unterstützende Behandlung von chronischen Krankheiten oder von Zuständen nach operativen Eingriffen, wie beispielsweise nach Brustkrebsoperationen. In akuten Belastungs- oder Notsituationen eignet sich besonders die Mischung der so genannten Rescuetropfen zur Einnahme.

Die Bachblütentherapie hat sich seit über fünfzig Jahren in den angelsächsischen Ländern bewährt. Wie bei vielen Naturheilverfahren ist zwar ganz offensichtlich, dass es vielen Patienten durch diese Therapie besser geht, mit naturwissenschaftlichen Messverfahren lässt sich jedoch nicht vollkommen erklären, warum dies der Fall ist.

Aus den Blüten werden Konzentrate hergestellt, die in Wasser und Alkohol, auf den allerdings auch verzichtet werden kann, verdünnt eingenommen werden.

Eine Bachblütentherapie kann in der Behandlung Krebskranker als eine Ergänzung zur medizinisch notwendigen Therapie sinnvoll sein.

Die Bestimmung der individuell richtigen Blütenkonzentrate kann zwar jeder für sich selbst vornehmen, doch sollte man sich wegen der psychischen Zusammenhänge von einem Bachblütentherapeuten beraten lassen.

Die Tropfen können unproblematisch zusätzlich zu anderen Medikamenten eingenommen werden. Sie sind gut verträglich und auch Nebenwirkungen sind keine bekannt.

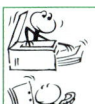 Dr. Eduard Bach Centre, Lippmannstr. 53, 22769 Hamburg, Tel. 040-461041

 Scheffler, Mechthild (2000) Bach-Blütentherapie. Heyne

Farbtherapie

Die Farbtherapie kennt verschiedene Ansätze. Farben können betrachtet oder visualisiert werden und wirken hier besonders auf die Psyche. Will man jedoch auch körperliche Wirkungen erreichen, ist es besser, die Farben direkt und großflächig auf die Haut aufzustrahlen.

Die älteste Methode, die sich mit der Bestrahlung der Haut befasst, ist das Spektrochrom-System nach Dinshah P. Ghadiali, das seit über hundert Jahren angewendet wird. Die Methode ist einfach aufgebaut, auch für den Laien leicht anzuwenden und nachvollziehbar. Die therapeutische Anwendung von Farben erfordert eine künstliche Lichtquelle, um unabhängig von der Tageszeit oder Witterungsverhältnissen eine Bestrahlung durchführen zu können.

Mit Glühbirne und Farbfilterfolien werden zwölf spezielle Farben erzeugt, die je nach Krankheitsbild auf bestimmte Körperzonen gestrahlt werden. Die Haut ist hierbei eine ideale Schnittstelle, um die Farblichtinformation in den Organismus zu bringen. Hierbei wirken die Blut- und Lymphgefäße wie Lichtleiter und transportieren die Farblichtschwingungen in die Tiefe. Die Hautoberfläche des Menschen beträgt etwa zwei Quadratmeter, zudem ist die Haut mit durchschnittlich 12 kg Masse eines der größten Organsysteme des Körpers.

 Neben Hautoberfläche und der Information der Körperflüssigkeit wirken Farbschwingungen auch auf das komplexe Meridiansystem regulierend ein, das die Basis der Akupunktur darstellt.

In der unterstützenden Krebstherapie haben sich die Farben Gelbgrün und Indigoblau bewährt. Gelbgrün wirkt regulierend und harmonisierend bei chronischen Krankheiten und wird großflächig verwendet, Indigo wirkt zusammenziehend und wachstumshemmend und wird auf betroffene Stellen gerichtet. Wenn die Farben neben gängigen Krebstherapien angewendet werden, kommen je nach Symptombild auch Rot gegen Hautschäden durch Radiotherapie und Gelb gegen die Nebenwirkungen von Chemotherapie zum Einsatz.

 Eberhard, Lilli (2000) Heilkräfte der Farben. Drei Eichen
Dinshah, Darius: Es werde Licht (Bezugsquelle: A. Wunsch, Bergheimer Straße 116, 69115 Heidelberg)

 Spektrochrom: http://spektrochrom.de

Autonomietraining

Autonomietraining ist eine Methode im Rahmen der präventiven Gesundheitsmedizin. Es geht dabei um die Beseitigung von emotional störenden Einflüssen. Krank machende Strukturen im Alltag sollen analysiert und gesund machende Ressourcen des Patienten durch Gespräche aufgedeckt werden. Der Patient wird zu einer problemlösenden Eigenaktivität angeleitet, damit er gegebenenfalls seine Situation ändern kann.

Ansatz der Methode ist die Selbständigkeit des Individuums. Auch der Arzt muss trainieren und das Training erlernen, denn er soll keine Ratschläge erteilen, sondern gezielte Fragen stellen, mit denen der Patient auf den Grund des Übels vordringen kann. Es handelt sich demnach um ein Verfahren, das darauf abzielt, dass der Patient die für ihn notwendigen äußeren Bedingungen selbst herzustellen lernt. Entwickelt wurde es von Professor Ronald Grossarth-Maticek in Heidelberg. Er hat mit Tausenden von Patienten über Jahrzehnte hinweg gearbeitet und seine Methode wissenschaftlich untermauert.

 Wie bisherige Studien zeigen, kann Autonomietraining die Lebenszeit bei Kerbserkrankung verlängern, und die trainierten Patienten fühlen sich eigentlich wohler.

Das Verfahren kann sich auf wenige Gespräche beschränken. Es gilt, handlungsleitende Grundannahmen, festgefahrene Verhaltens- und Beziehungsmuster als veränderbar zu erkennen. Trainiert werden Lernbereitschaft und Lernfähigkeit im psychosozialen Bereich. Der Patient übt ein, das zu meiden, was ihm schadet und auf das zu achten, was ihm gut tut.

Um eine Veränderung herbeizuführen, kann man
- sich einer Situation entziehen,
- anders als gewohnt auf eine Situation einwirken,
- eine Situation durch Perspektivwechsel anders bewerten und erleben.

Das Training bezieht sich auf das alltägliche Verhalten in alltäglichen Situationen mit dem Ziel, das Wohlbefinden zu stärken – im Sinn eines Suchens und Meidens, eines Lebens mit oder ohne bestimmte Menschen.

 Grossarth-Maticek, Ronald (2000) Autonomietraining. – Gesundheit und Problemlösung durch Anregung der Selbstregulation. de Gruyter

Geistiges Heilen

Die älteste Methode geistigen Heilens ist das Handauflegen. Es gibt eine Vielzahl anderer Vorgehensweisen: durch Gebete, in Gruppen, durch ein Medium, durch einen Schamanen oder auch durch Fernbehandlungen über große Distanzen. Reiki, Prana-Heilen oder Therapeutic-Touch sind moderne Varianten.

Alle diese recht verschiedenen Methoden werden unter dem Begriff „Geistiges Heilen" zusammengefasst. Gemeinsam ist diesen vielfältigen Ansätzen die konzentrierte Absicht zu heilen, die Heilintention.

Geistheiler wie Ganzheitsmediziner stellen im Vorfeld der Behandlung dabei immer klar: **Heilung kann nur Hilfe zur Selbsthilfe sein**.

Es gibt einige Untersuchungen zum Erfolg von Geistheilern. Fast immer bessert sich das körperliche Allgemeinbefinden, was aber noch nichts darüber aussagt, ob und welche Grundkrankheit behoben wurde. Es ist leichter verständlich, dass sich Depressionen auf diese Weise heilen lassen, als schwere Erkrankungen von Herz und Nieren oder Krebserkrankungen. Inzwischen konnte in seltenen Fällen unter medizinischer Kontrolle der Rückgang von Tumoren und Metastasen durch Geistheilung belegt werden.

Während man wohl in der Regel davon ausgehen muss, dass durch die Geistheilung der innere Heiler im Menschen selbst zum Erfolg beiträgt, gibt es einige wenige Beobachtungen an Krebszellen im Labor, die durch Geistheilung abstarben. Interessant an diesen Belegen ist, dass bei diesen Zellkulturen im Reagenzglas selbstverständlich keine seelischen Kräfte eines Patienten und kein stimuliertes Immunsystem beteiligt waren. Auf welche Kräfte das Geistheilen zurückzuführen ist, konnte nicht geklärt werden.

Man kann nicht von teilweise spektakulären Einzelerfolgen einiger weniger Geistheiler darauf schließen, dass immer und bei jedem Geistheiler Heilungserfolge eintreten werden.

 Für schwer kranke Patienten, die nach jeder Möglichkeit als letzter Hoffnung auf Besserung greifen, ist kaum zu erkennen, ob die Intention zu heilen oder ob nicht eher ausschließlich finanzielle Absichten den Geistheiler leiten.

Vor dem Gang zum Heiler steht eine Fülle von Fragen und Bedenken, auch oder gerade weil sich viele Menschen vorstellen können, einen Heiler aufzusuchen, wenn die Mediziner ratlos sind.

Damit man keine unangenehme Überraschung erlebt, sollte man einige Punkte beachten.

- Bevor man einen Heiler aufsucht, sollte der erste Weg immer zum Arzt führen. Allerdings sollte man einen Heiler auch nicht erst dann aufsuchen, wenn fast keine Hoffnung auf eine mögliche Besserung des Krankheitszustandes mehr besteht.

- Eine medizinische Behandlung sollte nicht abgebrochen werden, nur weil der Geistheiler tätig wird. Eine Ausnahme sind qualvolle Therapien, die wenig aussichtsreich sind, wie beispielsweise die so-und-so-vielte Wiederholung einer kräfterzehrenden Chemotherapie.

- Blindes Vertrauen in sofortige oder völlige Heilung ist unangebracht. Auch ein Geistheiler kann nicht blitzschnell Erfolge hervorzaubern, auch hier sind oft ein langer Prozess und mehrere Behandlungen nötig.

- Die Diagnose eines Geistheilers sollte nicht kritiklos hingenommen werden und nicht gleich anschließend zur Behandlung führen. Ein Geistheiler, der behauptet, den Astralkörper übersät von Metastasen zu sehen und den wirklichen Körper durch eine teure Behandlung vor wirklichen Metastasen bewahren zu können, ist unseriös und richtet nicht nur finanziellen Schaden an.

- Starkult und überhöhte Honorare sollten misstrauisch machen. Die erfolgreichsten Heiler sind in der Regel eher bescheiden und verstehen sich als Medium einer heilenden Kraft, die durch sie wirkt. Sie verstehen sich nicht als Star.

- Vertrauen ins eigene Urteilsvermögen und das Gespür für die Güte des Heilers schützen vor schlechten Erfahrungen ebenso wie die Kontaktsuche zu anderen Patienten und deren Erfahrungsberichte.

- Wie für andere Methoden, so gilt auch für geistiges Heilen, dass der Patient die Verantwortung für sein Befinden hat. Auch hier ist Heilung ein Prozess, an dem der Patient aktiv teilnimmt und den er letztlich nur selbst gelingen lassen kann.

 Wiesendanger, Harald (2000) Der Ratgeber. Was Hilfesuchende wissen sollten – Ehrliche Antworten auf 45 spannende Fragen. Lea

 http://www.psi-infos.de
http://www.dgh-ev.de

Lebensimpulsbegleitung

Die Lebensimpulsbegleitung ist eine Form der **Gesprächstherapie**. Es soll erreicht werden, dass der Patient seelische Zusammenhänge seiner Krebserkrankung besser versteht. Die Zusammenhänge werden nicht nur erfahrbar gemacht, vielmehr macht sich der Therapeut mit dem Patienten auf den Weg, sie mit dem Patienten gemeinsam zu durchleben. Damit geht die Lebensimpulsbegleitung ganz anders vor als viele Formen der Psychotherapie. Der Therapeut ist nicht derjenige, der Symptome kuriert, der alles besser weiß als der Patient, der gute Ratschläge gibt oder etwas Neues ausprobiert, weil die anderen Versuche nicht geholfen haben. Hier wird der Therapeut während sorgfältig vorbereiteter Schritte zum echten Partner des Patienten; er bietet sich in seiner ganzen Wahrheit an.

„Du darfst nicht so sein, wie Du bist! Benimm Dich! Halte Dich zurück! Reiß Dich zusammen!" Das und vieles mehr hat von klein auf dazu geführt, zwischen Innen und Außen einen Druck aufzubauen, der viel Lebenskraft verbraucht. Man verhält sich nach außen anders als man innen wirklich ist. Seelische Wunden, die in der Vergangenheit entstanden und oft sehr lange zurückliegen, werden ein- und weggeschlossen. Außen werden sie nicht bemerkt, innen bilden sie oft die Wurzeln von Krankheiten und können auch zu zwischenmenschlichen Problemen führen.

 Lebensimpulsbegleitung ist eine besondere Form von Gesprächstherapie, um seelische Wunden, die Krebserkrankungen zu Grunde liegen können, aufzudecken und zu lösen. Dadurch können andere Therapien besser greifen.

Ein Mensch will wachsen bis zu seinem Lebensende. Er will alles, was in ihm ist, zu seinem vollen Potential entwickeln. Stellen, an denen seelische Wunden eingeschlossen sind, haben an dem Wachstum keinen Anteil. Sie erhalten zwar permanent Anregung, sich zu öffnen, damit der Mensch weiter wachsen kann, reagieren aber nicht. Der Körper hat als Signalgeber nur die Möglichkeit durch Unwohlsein anzuzeigen, dass der Mensch sich selbst und seiner Entfaltung im Weg steht. Man spürt da oder dort einen Schmerz. Reagiert man nicht, weil die Wahrnehmung auf anderes gerichtet ist, muss der Körper stärkere Signale setzen. Schmerzen dieser Art zeigen an, dass etwas nicht stimmt, dass man sich um sich selbst kümmern muss, anderes und andere weniger wichtig nehmen und eine Zeit lang selber Mittelpunkt sein muss. So kann eine Krebserkrankung der letzte und verzweifelte Versuch sein, Aufmerksamkeit für ein blockiertes Gefühl im Zusammenhang mit einer seelischen Wunde zu erregen.

Eine Therapie kann blockierte Gefühle, die mit einer seelischen Wunde verbunden sind, am besten dadurch lösen, dass der Therapeut sich ganz einbringt und sich mit seiner ganzen Wahrheit dem Patienten gegenüber zeigt. Der Therapeut in der Lebensimpulsbegleitung gibt keine klugen Ratschläge, sondern gibt den Gefühlen Ausdruck, die er normalerweise vor dem Patienten verbergen würde. Er tut das, um im Patienten Resonanz zu erzeugen und ihn dazu anzuregen, mögliche Ursachen seiner Krebserkrankung zu finden.

Der Patient wird in methodischen Schritten dahin geleitet, die eingeschlossenen Fühlwahrheiten durchleben zu können. Emotionale Blockaden, die ansonsten meist unbewusst die Gesundung durch therapeutische Anstöße behindern, werden aufgehoben. Selbstheilungskräfte werden freigesetzt.

Lebensimpulsbegleitung kann eine grundsätzliche Hilfe bei Krebs sein, weil sie sich nicht gegen andere Therapien abgrenzt, sondern mit ihnen zusammenarbeiten möchte.

Patienten und Angehörige erleben mit der Lebensimpulsbegleitung eine Erleichterung und Befreiung von der mit Krebs verbundenen Angst. Sie gewinnen mehr Lebensqualität und entdecken neue Handlungsmöglichkeiten.

 Praxiszentrum für Lebensimpulse GmbH, Hölderlinstr. 2, 97980 Bad Mergentheim, Tel. 07931-43453,

 e-mail: info@lebensimpulse.de

 Weck, Gabriele (2001) Lebensimpulsbegleitung. Gesundsein durch Wiederwecken der Natürlichkeit. Eigenverlag

Psychosomatische Energetik

Gesundheit wird durch das harmonische Zusammenspiel von
- Psyche, also der seelischen Befindlichkeit,
- Soma, also der materiellen Grundlage,
- Energetik, also der feinstofflichen Lebensenergie,

gesteuert.

Seelische Konflikte beanspruchen und binden viel Lebensenergie und werden zur Ursache für ein Absinken der Lebensenergie und Krankheiten.

Die psychosomatische Energetik versucht, den seelischen Konflikt als „Energieräuber" aufzulösen und in das psychoenergetische System zu integrieren. Sobald ein Kranker wieder mehr Lebenskraft hat, beginnen Selbstheilprozesse, die viele Krankheiten und Störungen des Wohlbefindens abheilen lassen.

Die feinstoffliche Lebensenergie wird im medizinischen Alltag häufig nicht genug beachtet.

Die Lebenskraft drückt sich im allgemeinen Lebensgefühl aus. Unwohlsein, Müdigkeit oder Niedergeschlagenheit sind oft mit einer Störung der Lebensenergie verbunden.

Die Methode bedient sich eines Apparates, der Frequenzen aussendet. Dieses Reba-Testgerät ermittelt die Energiewerte des Patienten in Prozentwerten, wobei 100 % der beste Wert ist.

Die feinstoffliche Energie, die man mit dem Reba-Testgerät messen kann, umgibt den Menschen wie eine Eihülle in vier Ebenen und repräsentiert unterschiedliche Qualitäten:
- die Vitalität,
- die emotionale Befindlichkeit,
- das Alltagsbewusstsein (Mentalwert),
- das Unterbewusste (Kausalwert).

Energiewerte über 70 % sind günstig und zeigen, dass der Körper energetisch gut versorgt ist, sodass es ihm leicht fällt, gesund zu bleiben oder schnell gesund zu werden. Energiewerte unter 30 % sind ein Zeichen für Energiemangel auf einer oder mehreren Ebenen des Energiefeldes. Dieser Mangel kann Erkrankungen begünstigen oder erhalten.

Der Therapeut versucht im Fall niedriger Energiewerte, mit speziellen Testampullen herauszufinden, wodurch der Energieverlust verursacht wird und welche Teile des Körpers betroffen sind.

Dazu werden drei Grundarten von „Energieräubern", die erfahrungsgemäß am vordringlichsten beseitigt werden sollten, unterschieden:

- Geopathien – also Erdstrahlen, Wasseradern und Elektrosmog (⇨ 84);
- vegetative Blockaden – also Störungen der automatischen Abläufe im Körper;
- seelische Konflikte – also unerledigte Gefühle, die wie „Sand im Getriebe" wirken.

Belastende seelische Konflikte sind dem Betroffenen üblicherweise kaum bewusst. Der Organismus lagert diese Konflikte ins Energiefeld aus, um sich vor dem „unverdaulichen Material" zu schützen.

Mit der psychosomatischen Energetik gibt es die Möglichkeit, nicht nur die seelischen Konflikte zu entdecken und zu benennen, sondern man kann sie sogar prozentual messen. So werden Aussagen darüber möglich, wie viel Lebensenergie des Patienten im Konflikt gebunden ist, wie viel emotionale „gute Laune" des Patienten durch den Konflikt geschluckt wurde. Zu erkennen ist ebenfalls, wie viel Widerstand der Konflikt einer Auflösung entgegensetzt.

Anhand der Ergebnisse dieser Messungen kann der Therapeut abschätzen, wie lange ein bestimmtes Thema bearbeitet werden muss, bis die Lebensenergie, die in diesem Thema steckt, wieder zum Patienten zurückfließen kann.

Man hat 36 verschiedene homöopathische Tropfenmischungen gefunden, die die Auflösung dieser seelischen Konfliktthemen und das vegetative Nervensystem unterstützen.

Für den Patienten bedeutet das Wissen um seine Energiewerte eine große Hilfe auf dem Genesungsweg. Die Auflösung seelischer Konflikte wird durch die homöopathischen Mischungen, durch das Besprechen der Konfliktinhalte und durch positive Lösungsansätze unterstützt.

Sobald der Patient nach einigen Tagen oder Wochen wieder eine vermehrte, harmonisch fließende Lebenskraft erhält, setzen sich erstaunliche Selbstheilvorgänge in Gang, die nicht nur Krankheiten heilen, sondern die Persönlichkeit des Patienten abrunden und reifen lassen.

 Rubimed AG, Grossmatt 3, CH 6052 Hergiswil, Tel. 0041-41-6300888, www.rubimed.com

 Banis, Ulrike (1999) Handbuch der Psychosomatischen Energetik. Co´med Verlag, Sulzbach/Taunus

Anhang

Orientierungshilfen und Informationen

Allgemein

Krebsinformationsdienst KID
Tel. 06221-410121 (Mo bis Fr zwischen 8 und 20 Uhr)
http://www.krebsinformation.de
Schmerztelefon des KID
Tel. 06221-422000 (Mo bis Fr zwischen 13 und 17 Uhr)
Der Krebsinformationsdienst des Deutschen Krebsforschungszentrums in Heidelberg wird vom Bundesgesundheitsministerium und dem Land Baden-Württemberg finanziert. Hier werden sachlich und auf die persönlichen Bedürfnisse bezogen aktuelle Informationen zu dem vielfältigen Krankheitsbild Krebs gegeben. KID versteht sich als Brücke zwischen Fachwelt und Betroffenen, sodass der Anrufer besser mit seinem Arzt über die Krankheit reden und sicherer über den eigenen Therapieplan entscheiden kann.
Die Telefone sind oft überlastet, sodass sich als Informationsquelle auch besonders die Website anbietet.

Gesellschaft für biologische Krebsabwehr e.V. GfBK
Hauptstr. 44
69117 Heidelberg
Tel. 06221-138020; Fax 06221-1380220
http://www.biokrebs.de
Die Gesellschaft für Biologische Krebsabwehr informiert über ganzheitliche Heilungswege. Zwei Drittel bis drei Viertel aller Krebspatienten wenden im Laufe der Erkrankung ergänzende Verfahren an, von denen eine schwer überschaubare Anzahl in den Medien angepriesen werden. Einzelne Mittel und Methoden zu beurteilen ist oft nur schwer möglich; hierbei leistet die Gesellschaft Hilfestellung durch umfangreiche Broschüren, Informationsblätter zu verschiedenen Therapien und einen kostenlosen ärztlichen Beratungsdienst. Sie ist seit 1984 als förderungswürdig anerkannt und wird ausschließlich über Spenden und Mitgliedsbeiträge finanziert.
Die Gesellschaft berät kostenlos und hilft bei der Bemühung um Kostenübernahme biologischer Behandlungsmöglichkeiten durch die Kassen. Sie organisiert Seminare und Kongresse und fördert Forschungprojekte.

Deutsche Krebshilfe e.V.
Thomas-Mann-Str. 40
53111 Bonn
Tel. 0228-729900
http://www.krebshilfe.de
Die Deutsche Krebshilfe bietet Informationen und Beratung zur Orientierung. Im Rahmen des Möglichen helfen die Mitarbeiterinnen im Umgang mit Behörden, Institutionen und Versicherungen. Hier sind auch Informationen zu örtlichen Beratungsstellen, Selbsthilfegruppen und Fachkliniken erhältlich.
Die Krebshilfe bietet Ratgeberbroschüren und Videos an, die bei der angegebenen Adresse bestellt werden können. Die Bestellungen können auch durch die Website erfolgen.

Psychosoziale Unterstützung

Deutsche Arbeitsgemeinschaft für Psychosoziale Onkologie (dapo)
Johannisstr. 37/38
49074 Osnabrück
Tel. 0541-18180
http://www.dapo-ev.de

Psychosoziale Beratungsstellen im Bundesgebiet:
Diese Beratungsstellen bieten Unterstützung in allen Fragen, die sich aus der krankheitsbedingt veränderten Lebenssituation ergeben: der KID (Adresse und Telefonnr. siehe oben) gibt Auskunft. www.krebsinformation.de

Zentrum für Individual und Sozialtherapie e.V. ZIST
Zist 3
82377 Penzberg
Tel. 08856-5192
http://www.zist.de

Selbsthilfegruppen

Frauenselbsthilfe nach Krebs e.V.
B6 - 10/11
68159 Mannheim
Tel. 0621-4434
http://www.Frauenselbsthilfe.de

Deutsche ILCO für Menschen mit künstlichem Darm- oder Blasenausgang
Landshuter Str. 30
85356 Freising
Tel. 08161-934301 und -02
http://www.ilco.de

Bundesverband der Prostata-Selbsthilfe:
U. Grosche
Tel. 0231-163783

Arbeitskreis der Pankreatektomierten e.V.
Krefelder Str. 52
41539 Dormagen
Tel. 02133-42329

Bundesverband für die Kehlkopflosen
Obererle 65
45897 Gelsenkirchen
Tel. 0209-582282
http://www.fh-niederrhein.de/*projektl/kehlko.htm

Deutsche Leukämie Forschungshilfe – Aktion für krebskranke Kinder e.V.
DLFH
Joachimstr. 20
53113 Bonn
Tel. 0228-9139430
http://www.leukaemie-hilfe.de

NAKOS, zentrale Kontakt- und Informationsstelle aller Selbsthilfegruppen in Deutschland
Albrecht-Achillesstr. 65
10709 Berlin
Tel. 030-8914049
http://www.nakos.de

Biologische Fachkliniken

Eine aktuelle Liste mit Adressen von über 50 biologischen Fachkliniken und Kliniken für ganzheitliche Therapien kann telefonisch oder über Internet angefordert werden bei der Gesellschaft für biologische Krebsabwehr e.V. (GfBK), Adresse siehe oben.

Ärztliche Verbände und Gesellschaften in der Komplementärmedizin

Deutsche Gesellschaft für Onkologie
Robert-Koch-Str. 10
50931 Köln
Tel. 0221-4784614

Deutsche Gesellschaft für Hyperthermie e.V.
Ungerather Str. 12
41366 Schwalmtal
Tel. 02163-450003

Arbeitskreis für mikrobiologische Therapie e.V.
Postfach 1765
35726 Herborn
Tel. 02772-9310

Internationale Gesellschaft für Elektroakupunktur nach Voll e.V.
Im Brühl 20
6130 Saarbrücken
Tel. 06893-64004

Deutsche Ärztegesellschaft für Akupunktur e.V.
(Adressen qualifizierter Akupunkturärzte in Ihrer Nähe)
Würmtalstr. 54,
81375 München
Tel. 089-1005-24
http://www.daegfa.de

Internationale Gesellschaft für Thymologie und Immuntherapie e.V.
Am Stadtpark 18
38667 Bad Harzburg
Tel. 05322-6520

Kooperation Organotherapeutika e.V.
Postfach 103523
69025 Heidelberg
Tel. 06221-760456

Gesellschaft anthroposophischer Ärzte in Deutschland e.V.
Postfach 750221
70602 Stuttgart
Tel. 0711-471501

Internat. Ärztegesellschaft für biophysikalische Informationstherapie e.V.
Sandstr. 19
79104 Freiburg
Tel. 0761-53380

Internationale Gesellschaft für ganzheitliche Zahnmedizin e.V.
Seckenheimer Hauptstr. 111
68239 Mannheim

Ärztliche Gesellschaft für Ozon-Anwendung in Prävention und Therapie e.V.
Nordring. 8
76473 Iffezheim
Tel. 07229-304617

Gesellschaft für Energetische und Informationsmedizin e.V.
Ludwig-Hofer-Str. 12
70192 Stuttgart
Tel. 0711-701 201

Bundesverband der naturheilkundlich tätigen Zahnärzte in Deutschland e.V.
Von-Groote-Str. 30
50968 Köln
Tel.: 0221-3761005
http://www.bnz.de

Internetadressen

Allgemeine Information:
Das Internet bietet eine Vielfalt von Informationen zu Krebs; eine offizielle Beurteilung der medizinischen Informationen im Internet gibt es noch nicht. Bei jeder Recherche ist es grundsätzlich sinnvoll, kritisch zu fragen: „Handelt es sich um die Seite einer unabhängigen Institution oder um einen kommerziellen Anbieter?"

Empfehlenswert sind:
http://krebsinformation.de
http://www.dkfz.-heidelberg.de/Patienteninfo/index.html
Auf der Seite des Deutschen Krebsforschungszentrums gibt es aktuelle Kurzinfos über verschiedene Krebserkrankungen, Diagnostik und Therapien.

http://www.ukl.uni-freiburg.de/Zentral/tunorzen/homede.htm
Diese Seite bietet eine Krebswebweiser.

http://www.meb.uni-bonn.de/cancernet/deutsch/index.html
Die Seite der Universität Bonn bietet Informationen über Tumore und über die Erforschung neuer Behandlungsmethoden. Dabei werden Dokumente des National Cancer Institute der USA zu Grunde gelegt. Außerdem findet man hier Adressen von Ärzten und Kliniken mit speziellen Behandlungsprogrammen.
All diese Seiten sind schulmedizinisch ausgerichtet und bieten eine Fülle von Links auf andere Seiten.

http://www.akodh.de
Diese Seite des Arbeitskreises komplementäre Onkologie deutscher Heilpraktiker gibt seriöse Informationen zu ganzheitlichen Behandlungsmethoden.

http://www.biokrebs.de
Die Seite der Gesellschaft für biologische Krebsabwehr e.V. bietet übersichtli-
che Informationen zu ganzheitlichen Heilungsmethoden. Hier wird auf aktuelle Veranstaltungen hingewiesen; Adressen von biologischen Fachkliniken,
Institutionen und Speziallabors werden angegeben. Über www.datadiwan.de
ist die Seite mit anderen Seiten von Gesellschaften aus dem Gebiet der
Erfahrungsheilkunde verlinkt.
http://www.cancerdecisions.com
Auf dieser Seite bietet der bekannte Medizinjournalist Ralph W. Moss umfassende Informationen zum Thema Onkologie in englischer Sprache.

http://www.inkanet.de
Diese Seite bietet eine Plattform für Fragen, Antworten, Meinungen und Kom-
mentaren zum Thema Krebs. Hier können Patienten mit anderen Betroffenen
und Experten virtuell ins Gespräch kommen.

Nennenswert sind außerdem
Klinik für Tumorbiologie: http://www.tumorbio.uni-freiburg.de

Ärztezeitung (auch teilweise laienverständlich und seriös tagesaktuell):
http://www.aerztezeitung.de/medizin/krebs

Suchmaschinen: http://med.uni-giessen.de/isto/onkoserv.htm

Tumorspezifische Informationen und weitere Internetadressen von Selbsthilfeorganisationen

Allgemein:	http://www.selbsthilfe-forum.de
Bauchspeicheldrüsenkrebs:	http://www.adp-dormagen.de
Brustkrebs:	http://www.mamazone.de,
	http://www.brustkrebs.net,
	http://www.breastcancer.net
Eierstockkrebs:	http:// www.ovarian.org/main.html
Hirntumore:	http://www.hirntumor.net/index.html
Hodenkrebs:	http//www.hodenkrebs.de
Hodgkinerkrankung:	http://www.alc.de/hodgkin,
	http://www.morbus-hodgkin.de
Prostatakrebs:	http://www.prostata.de,
	http://www.comed.com/Prostate,
	http://www.prostatakrebse.de
Thymom:	http://thymoma.de
International:	http://www.cancernews.com/cancer.htm

Wichtige Bücher

Allgemein

Anderson, G. (1996) Diagnose Krebs – 50 Erste Hilfen. Rowohlt
Beyersdorff, D. (1999) Biologische Wege zur Krebsabwehr. Haug
Beyersdorff, D. (1999) Der große Triasratgeber zur ganzheitlichen
    Krebsbehandlung. Trias
Bopp, A. (1999) Die Mistel – Heilpflanze in der Krebstherapie. Rowohlt
Hager, D. (1996) Komplementäre Onkologie. Forum Medizin
Kuno, M. D. (1998) Krebs in der Naturheilkunde. Pflaum
Moss, R. W. (1998) Fragwürdige Chemotherapie. Haug
Wüstel, J.-M. (1997) Krebs natürlich mitbehandeln. Gräfe und Unzer

Ernährung

Anemüller, H. (1991) Vollwerternährung – aber richtig. Trias
Biesalski, H. K. (1996) Vitamine, aktiver Gesundheitsschutz. Trias
Burgerstein, L. (1997) Handbuch Nährstoffe. Haug
Kretschmer, C.; Herzog, A. (1998) Gesunde Ernährung bei Krebs. Haug
Worlitschek, M. (1996) Der Säure-Basen-Haushalt. Haug

Geist-Körper-Zusammenhang

Friebel, V. (1994) Gelassenheit und Ruhe, Entspannungsübungen
    für den Alltag. Trias
Hirshberg, C. (1997) Gesund werden aus eigener Kraft. Droemer Knaur
Kübel, I. (2000) Spontanheilungen – Das Geheimnis wunderbarer
    Genesungen. Kreuz
Siegel, B. (1999) Mit der Seele heilen – Gesundheit durch inneren Dialog.
    Econ
Simonton, O. C. (1995) Auf dem Wege der Besserung. Schritte zur
    körperlichen und spirituellen Heilung. Rowohlt
Simonton, O. C. (1990) Wieder gesund werden. Rowohlt
Stangl M.-L. und A. (2000) Hoffnung auf Heilung. Seelisches Gleichgewicht
    bei schwerer Krankheit. Econ
Tausch, A. (1992) Gespräche gegen die Angst. Krankheit – ein Weg zum
    Leben. Rowohlt

Tausch, R. Lebensschritte. Umgang mit belastenden Gefühlen. Rowohlt
Verres, R. (1997) Die Kunst zu leben – Krebsrisiko und Psyche. Piper
Weber, W. (1996) Hoffnung bei Krebs – der Geist hilft dem Körper. Ullstein
zur Linden, V. (1994) Krebs – Impuls für neues Leben. Der Weg vom
    Betroffenen zum Beteiligten. Haug

Lebenswege

Goldmann-Posch, U. (2000) Der Knoten über meinem Herzen –
    Brustkrebs darf kein Todesurteil sein. Blessing
Lückheide, E. (1995) Ich habe mir einen Olivenbaum versprochen. Erd
Floris, R. (2000) Krebs – dem Leben entgegen. Frieling
Jaspers,G. (1998) Zurück im Leben. Hildegard Forum
Rau, E. (1999) Krebs! Was nun Ebo.? Selbstverlag (Tel.: 09621-24255)
Sanders, E. M. (1999) Leben – ich hatte Krebs und wurde gesund. Heyne

Glossar

Amalgam	Quecksilberverbindung bei Zahnfüllungen
Aminosäure	Grundbaustein von Eiweißverbindungen
Angiogenese	Blutgefäßbildung
Angiogenese-Blocker	Mittel, die die Neubildung von Blutgefäßen hemmen
Antikörper	Körpereigene Schutzstoffe, die das Immunsystem als Abwehrreaktion auf eingedrungene Fremdkörper bildet
Antioxidantien	Radikalenfänger
Apoptose	Selbstauflösung der Zelle
Aromatasehemmer	Hormontherapie mit Präparaten der neuesten
CEA	Carcino Embryonalis Antigen; Tumarmarker
	Generation bei Brustkrebs nach der Menopause
Chemotherapie	Behandlung mit chemischen Substanzen zur Hemmung von Infektionen und Tumoren
Computertomographie	Computertomographie ist ein schichtweises Röntgen mit Computersteuerung. Die einzelnen Schichten werden durch den Computer so zusammengesetzt, dass sich ein dreidimensionales Bild ergibt, auf dem auch besonders kleine Tumore sichtbar sind.
Darmflora	Vielzahl von Mikroorganismen im Darm, die eine funktionierende Verdauung gewährleisten
Endoskopie	Untersuchung mit einem Lichtinstrument der Hohlorgane Magen,Darm oder Bronchien
Enzyme	Eiweißverbindungen die Stoffwechselvorgänge in Gang setzen
Erythropoetin	Wachstumsfaktor für rote Blutkörperchen
Freie Radikale	Sehr reaktionsfähige Moleküle, die die Zellwände schädigen und bis in den Zellkern vordringen können, wo sie Gene schädigen
Gen	Abschnitte auf der DNS, in denen Erbinformationen gespeichert sind
Hormone	Botenstoffe zwischen den verschiedenen Zellarten des Organismus, die in dafür spezialisierten Drüsen gebildet werden

Hormontherapie	Behandlung mit Hormonen, um den Einfluss der körpereigenen Hormone auf das Tumorwachstum zu beeinflussen
Immunstimulantien	Mittel und Methoden zur Anregung oder Regulation der körpereigenen Abwehrkräfte
Immunsystem	Zusammenfassender Begriff für alle körpereigenen Abwehrkräfte. Diese können angeboren oder erworben sein. Dazu gehören verschiedene Lymphozytenarten, anhand derer zwei Untersysteme gebildet werden, das zelluläre und das humorale System. Das zelluläre Abwehrsystem spielt in der Krebsabwehr eine Rolle, das humorale für die Bildung von Antikörpern.
Immuntherapie	Behandlung des Immunsystems
Impfung	Tumorimpfung
invasiv	In den Körper eindringend
Isopathie	Behandlung durch Arzneien, die Bestandteile aus erkranktem Gewebe enthalten. Die Herstellung isopathischer Arzneien erfolgt – ähnlich wie in der Homöopathie – durch Verdünnungen des Ausgangsstoffes.
Karzinom	Krebsform, die sich in den Schleimhäuten des Körpers bildet
Lymphknoten	Gewebestrukturen mit einem Durchmesser von 2–3 cm, die wichtige Filterstationen sind und in denen die Lymphozyten wichtige Abwehrvorgänge einleiten
Lymphödem	Ansammlung von Lymphflüssigkeit im Gewebe
Lymphozyten	Abwehrzellen, die im Knochenmark gebildet werden und von der Thymusdrüse oder bestimmten Darmanhängseln trainiert werden. Es gibt über zwanzig Arten von Lymphozyten, wie Fresszellen, Killerzellen, Helferzellen und viele andere.
Mammographie	Röntgenuntersuchung des Brustgewebes
Melanom	Bösartiger Hautkrebs
Membran	Grenzflächen von Körperzellen

Metastasen	Absiedlungen eines Tumors an anderen Stellen des Körpers, wie Knochen, Lunge und Leber.
Mineralstoffe	Spurenelemente
Onkologie	Medizinische Fachrichtung, die sich mit der Krebserkrankung beschäftigt
Osteoporose	Knochenbrüchigkeit infolge von Alterungs- oder Krankheitsprozessen
Psychoneuro-Immunologie	Wissenschaft von den Zusammenhängen von seelisch-geistigen Vorgängen, dem zentralen Nerven- und dem Abwehrsystem
Prognose	Heilungsaussicht, Voraussicht auf den Krankheitsverlauf
Radikalenfänger	Vitamine, Mineralstoffe und Spurenelemente, die schädlichen freien Radikalen entgegen wirken
Sarkom	Bösartige Geschwulst von den Weichteilen ausgehend
Spontanheilung	Heilung ohne ersichtliche Hilfe von außen oder medizinische Unterstützung
Spurenelement	Metallische Elemente, die in sehr geringen Mengen im Körper enthalten sind, und deren Fehlen Funktionsstörungen hervorrufen kann
Staphylokocken	Häufige Bakterienart
Steril	Keimfrei
Strahlentherapie	Behandlung mit radioaktiven Strahlen, die Zellen mehr oder weniger gezielt zerstören.
Streptokocken	Häufige Bakterienart
Szintigramm	Bildgebendes Verfahren in der Tumordiagnostik. Dem Patienten werden vor der Untersuchung schwach radioaktive Substanzen gespritzt, die kurzfristig im Gewebe/Knochen gespeichert werden, um krankhafte Veränderungen zu erkennen
Thrombose	Blutpfropf, der sich meist wegen einer Blutverdickung bildet
Tumorimpfung	Impfung mit Vakzinen, um einem Kankheitsrückfall vorzubeugen

Tumormarker	Substanzen in Zellen oder Körperflüssigkeiten, die eine Aussage über Vorliegen und Verlauf einer Krebserkranknung erlauben
Vakzine	Impfstoffe, die aus Krebsgewebe oder Krebszellen hergestellt werden
Vitamine	Chemisch unterschiedliche Substanzen, die lebensnotwendig sind und vom Körper nicht selbst hergestellt werden können
Zytostatika	Substanzen, die Zellen abtöten, indem sie die Teilungsfähigkeit und das Wachstum der Zellen hemmen.

Stichwortverzeichnis